CONTRIBUTION A L'ÉTUDE

DE

L'ONYXIS

PAR

Henry BARBERET

Docteur en médecine de la Faculté de Paris,
Médecin stagiaire au Val-de-Grâce

PARIS
A. PARENT, IMPRIMEUR DE LA FACULTÉ DE MÉDECINE
A. DAVY, successeur
31, RUE MONSIEUR-LE-PRINCE, 31

1882

CONTRIBUTION A L'ÉTUDE

DE

L'ONYXIS

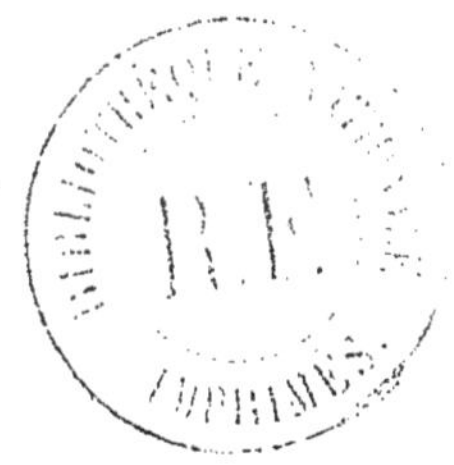
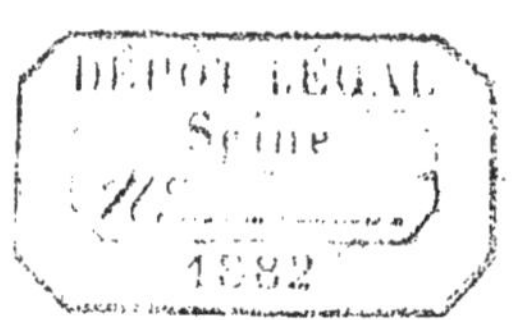

PAR

Henry BARBERET

Docteur en médecine de la Faculté de Paris,
Médecin stagiaire au Val-de-Grâce.

PARIS
A. PARENT, IMPRIMEUR DE LA FACULTÉ DE MÉDECINE
A. DAVY, successeur
31, RUE MONSIEUR-LE-PRINCE, 31

1882

A MON PERE

Médecin principal des armées.

A MA MERE

A LA MÉMOIRE DE MON GRAND-PÈRE BARBERET

A MA GRAND MÈRE BARBERET

A LA MÉMOIRE DE MON GRAND-PÈRE
ET DE MA GRAND'MÈRE CAFFIN

A LA MÉMOIRE DE MON ONCLE

HENRY BARBERET

Avocat défenseur à la cour d'Alger.

A MON ONCLE ERNEST CAFFIN

A MON ONCLE J. MAUDUIT

Médecin-major de 1re classe.

MEIS ET AMICIS

A MES MAITRES

DE L'ÉCOLE DE MÉDECINE DE CLERMONT-FERRAND

DE LA FACULTÉ DE PARIS

DE L'ÉCOLE DU VAL-DE-GRACE

A MON PRÉSIDENT DE THÈSE

M. LE PROFESSEUR GUYON

CONTRIBUTION

A L'ÉTUDE DE L'ONYXIS

AVANT-PROPOS.

Depuis longtemps déjà, l'attention des médecins s'est portée sur les traumatismes causés par la chaussure, et cette question qui, pour l'armée, acquiert une importance toute particulière et beaucoup plus grave que pour les gens d'autre profession, a donné lieu dans ces temps derniers, à des recherches nombreuses et fort intéressantes de la part des médecins militaires.

Il y a quelques jours à peine, une étude d'un grand intérêt pratique était publiée dans la Revue de médecine et de chirurgie militaire (1). M. le professeur Ducazal nous donne en effet, un aperçu de l'état actuel de la question et nous montre les modifications apportées depuis une dizaine d'années dans le genre des chaussures des armées étrangères et les changements qu'il serait urgent de faire subir à l'équipement des troupes françaises à ce point de vue.

En voyant cette question aujourd'hui plus que jamais à

(1) 403, 1881.

l'ordre du jour, il nous a paru intéressant d'apporter pour ainsi dire un argument de plus en faveur des transformations demandées, par une étude d'une des lésions les plus fréquentes et souvent fort graves causées par la mauvaise conformation des chaussures : l'onyxis.

Notre intention n'est pas de dire des choses inconnues ; l'onyxis est une affection qui, dès les temps les plus reculés a toujours préoccupé jusqu'aux plus grands maîtres de la chirurgie, mais il faut bien l'avouer, si l'on a apporté des modifications même importantes dans les détails du mode de traitement, il est à l'heure actuelle encore bon nombre de chirurgiens qui s'en tiennent aux vieux procédés. Cependant, comme nous venons de le dire, des modifications se sont produites et chacun a pour ainsi dire voulu apporter son grain de sable ou sa pierre à l'édifice du traitement de l'onyxis.

C'est l'ensemble de ces diverses recherches, les résultats obtenus, les succès ou les échecs, en un mot l'état actuel de la question de l'ongle incarné que nous avons l'intention d'examiner dans cette étude.

Voici la division que nous avons pensé être la meilleure pour partager les différents points de cette monographie. Après quelques lignes rapides d'historique qui ne fera que nous rappeler quelques grands noms qui ont fait époque, nous consacrerons un premier chapitre:

1° Définition ;

2° Etiologie ;

A. Prédispositions diathésiques;

B. Causes traumatiques et professionnelles.

Dans un deuxième chapitre nous traiterons brièvement:

1° Des symptomes;

2° Du DIAGNOSTIC;

3° Du PRONOSTIC ;

pour arriver au point le plus intéressant, c'est-à-dire l'étude et la révision des différents MOYENS DE TRAITEMENT tant chirurgicaux que médicaux, qui ont été mis en usage depuis les temps les plus anciens jusqu'à nos jours, étude qui sera l'objet d'un troisième chapitre.

Nous essaierons enfin, à l'aide d'un certain nombre d'observations recueillies tant dans les ouvrages écrits sur ce sujet, que dans les différents services des hôpitaux de Paris, de tirer quelques conclusions pratiques.

Un index bibliographique situé à la fin, permettra de se reporter aux sources où nous sommes allé puiser nos documents. Qu'il me soit permis avant d'aller plus loin, d'adresser mes vifs remerciements à M. le Dr Paul Segond qui a bien voulu me guider de ses précieux conseils, et à tous mes amis qui ont bien voulu m'aider et me faciliter le travail que j'avais entrepris.

HISTORIQUE.

Les médecins grecs ne font pas mention de l'ongle incarne dans leurs ouvrages et Albucasis (1), Paul d'Ègine (2) sont les premiers que nous voyons s'occuper de ce sujet.

« Si os sanum sit, écrivait Albucasis, (3) et unguis etiam sana et anguli continentes unguis jam comprimunt carnem

(1) Albucasis (l. II, ch. 91).

(2) Paul d'Egine (L. VI ch. 85). De unguium pterygiis.

(3) Albucasis. Chir. Lib. VI, Sectio LXXXIX, Editio Auxonii MDCCLXXVIII, fol. 431.

ad interiora et incipiunt illam pungere et vexare et lædunt illam, oportet equidem ut colloces radicem subtilem subter angulum unguis qui pungit et vexat carnem, illumque attolas sursum et illam abscindas carnem cum lenitate, applicesque illi quod supersit istius carnis ex medicinis urentibus. »

Au XVIe siècle Ambroise Paré (1) s'occupe de cette affection et nous devons bien reconnaître que ce qu'écrivait le père de la chirurgie française est encore vrai aujourd'hui : « Il y en a plusieurs auxquels les ongles entrent en la chair des orteils qui leur donnent des douleurs extrêmes, et souventes fois on n'avance rien à couper l'ongle, car, recroissant il fait le semblable mal. Et, partant pour la cure il convient de couper entièrement la chair où la portion de l'ongle se cache, ce que l'on fait souvent avec bonne issue. »

Cependant le premier essai sérieux qui ait été fait sur l'onyxis est celui que publiait Franck (2) en 1641. Puis viennent successivement Fabrice d'Aquapendente (3), Fabrice de Hilden, Heister.

Avec le XVIIIe et le XIXe siècle nous arrivons à des chirurgiens dont les noms nous sont familiers. Desault (4), Dionis (5), Malgaigne, Delpech, Dupuytren, Gerdy, Jobert de Lamballe, Boyer, Larrey, Nélaton, Royer-Collard qui, tous ont ajouté quelque chose à l'histoire de l'ongle incarné, et toute secondaire que puisse paraître cette affection non seulement ne l'ont pas dédaignée, mais en ont fait l'objet de savantes dissertations et de nombreux procédés.

(1) A. Paré, op. chir. XIIL. XV.
(2) Franck, Conychologia curiosa, Iéna 1641.
(3) Fabrice d'Aquapendente, de Chir. opér., Padoue 1647.
(4) Desault (1744-1745), œuvre chirurg.
(5) Dionis (Cours d'opér. chir., 1777), t. II.

Nous ne voulons pas entreprendre de faire ici une liste chronologique de tous les chirurgiens qui se sont occupés de cette affection soit à titre scientifique soit en imaginant de nouveaux procédés. Cette énumération qui ne pourrait être qu'aride et fastidieuse trouvera mieux sa place à l'index bibliographique.

Aussi arrivons-nous immédiatement aux temps actuels pour parler de nos maîtres.

Parmi ces derniers, nous ne citerons que ceux dont les procédés sont le plus en honneur à l'heure qu'il est en France. MM. les professeurs Guyon, Th. Anger, Gosselin, Gaujot (du Val-de-Grâce), Terrillon. A l'Etranger, Sir Astley Cooper, le professeur Richter, de Dresde (1), Mitchell, Morchouse, Keen, Long (d'Edimbourg), Moerloose. Cotting (2), Donati (3), Hutchinson (4), Fairlie Clarke (5), Hunter (6), Thiersch, Gay (7), Rizzoli (8), Vauzetti, qui ont dans ces temps derniers fait connaître soit de nouveaux procédés soit des modifications plus ou moins importantes de procédés déjà en usage.

Nous venons d'indiquer, en quelques lignes très rapides les grands noms qui ont fait pour ainsi dire époque dans l'histoire de l'onyxis depuis les temps les plus reculés dont les documents aient pu nous parvenir jusqu'à l'heure actuelle; sans empiéter sur la question de traitement dont

(1) 1854.
(2) Cotting, 1873.
(3) Donati, 1875.
(4) Hutchinson, 1878.
(5) Fairlie Clarke, 1874.
(6) Hunter, 1879.
(7) Gay G. W., 1880.
(8) Rizzoli, 1876.

nous aurons bientôt à nous occuper longuement, nous devons signaler la grande division en moyens chirurgicaux et moyens médicaux; l'on pourrait presque dire, et peut-être à plus juste titre, moyens de force et moyens de douceur.

De tous temps, en effet, les opérateurs ont été à peu près exclusivement partisans de l'une ou l'autre de ces deux méthodes; nous devons cependant faire remarquer qu'il s'est rencontré des chirurgiens qui, alliant les médicaments au bistouri, ont pour ainsi dire formé un troisième camp médian.

Sans nous attarder plus longtemps à cette partie de notre sujet, nous allons immédiatement aborder l'étude propre de la maladie et des moyens qui peuvent atténuer ou faire disparaître les inconvénients de cette infirmité.

PREMIÈRE PARTIE

I. DÉFINITION

Lesanciens appelaient *pterygion*, *ongle rétréci* la maladie qui nous occupe :

Desault la nommait *ongle entré dans les chairs* ; Plenck *resserrement de l'ongle* :

Monteggia : *ongle incarné* — plus récemment on lui a donné le nom *d'onyxis* (ονυξ ongle), et M. le professeur Gosselin ajoute même la qualification d'*ulcéreux* pour indiquer la tendance à l'ulcération des chairs qui avoisinent l'ongle; tandis que Follin, Jamain se bornent à dire *onyxis latérale.*

Voici comment Boyer (1) définit rapidement l'onyxis et quelles raisons il donne pour le maintien de la dénomination d'ongle entré dans les chairs : « Lorsque la partie des bords latéraux de l'ongle, la plus voisine de son bord libre agit sur la peau, l'irrite et en détermine l'inflammation et l'ulcération, on appelle cet état : *ongle entré dans la chair.* Dans ces derniers temps, plusieurs auteurs ont substitué à cette désignation, celle d'ongle incarné ; mais cette dénomination pourrait induire en erreur en portant à croire par analogie, que la maladie dont il s'agit consiste dans la dégénération charnue de l'ongle, tandis que la substance

(1) Traité des maladies chir. et des opérat. qui leur conviennent, Paris, 1847, p. 80.

de ce corps n'éprouve aucune altération; du moins au commencement de la maladie. »

Il ne nous appartient certes pas de critiquer un aussi grand chirurgien que Boyer, cependant nous ne pouvons nous empêcher de remarquer la raison qu'il donne contre l'appellation d'ongle incarné; il est douteux que l'on se méprenne ou que l'on se soit mépris sur le sens de ces mots dont l'étymologie même nous rend compte : *in carnem*, dans la chair.

Sans nous arrêter aux diverses définitions qui ont pu être données de cette affection (toujours la même quel que soit le nom qu'on lui ait attribué), nous arriverons immédiatement à ce que dit Follin (1) dans son traité de pathologie externe :

On comprend, dit-il, sous le nom d'onyxis toutes les inflammations du lit de l'ongle, et des replis du derme qui l'entourent sur les côtés et en arrière. Tandis que pour Follin l'inflammation du derme sous-unguéal est compris sous le nom générique d'onyxis, le nom d'onyxis latéral est seul applicable à l'inflammation qui porte sur les replis dermiques entourant l'ongle.

En effet c'est du reste presque dans cette seule variété d'onyxis que l'incarnation se fait et l'on regarde « comme des faits très-rares l'incarnation de la racine et de la partie libre antérieure de l'ongle. »

A notre avis, cette dernière définition est satisfaisante, aussi est-ce celle que nous adoptons.

II. SIÈGE ET VARIÉTÉS.

L'onyxis a pour siège ordinaire le gros orteil; Boyer ne

(1) Follin, path. ext , t. II, p. 75. 1867.

cite qu'un seul cas d'onyxis des trois orteils ; c'était un jeune homme de 22 ans chez qui l'onyxis était bilatéral.

Presque toujours c'est le côté interne du gros orteil qui est rentré dans les chairs, et ce n'est que par exception que l'on rencontre l'incarnation du bord externe, du bord antérieur et du bord postérieur. On a cherché à expliquer cette prédominance de l'onyxis latéral interne et l'on s'est demandé si ce n'est pas parce que nous avons l'habitude dans la progression d'appuyer plus sur le côté interne du pied que sur le côté externe ; et si le gros orteil y est plus exposé, si cela ne tient pas à son action plus considerable dans la marche ?

Cette explication nous paraît assez juste et en traitant l'étiologie nous reviendrons plus longuement sur ce sujet.

Lorsque la maladie débute par la matrice de l'ongle, elle a des rapports avec l'onglade. Cette variété a été étudiée et décrite pour la première fois par Dupuytren. Toute la surface de l'organe générateur étant enflammée et la plaque cornée formant obstacle et s'opposant à l'expansion des tissus phlogosés, il ne tarde pas à se produire un véritable étranglement dont la suppuration d'abord, puis le décollement consécutif et la chute de l'ongle sont les suites inévitables. — Quelquefois la matrice elle-même peut être détruite par l'inflammation et il s'ensuit des lésions graves. Dans les cas contraires plus heureux, l'ongle est réformé après sa chute et tout état morbide disparaît.

Cette variété sort un peu de notre sujet et si nous l'avons signalée c'est plutôt à titre de mémoire que pour l'étudier plus loin. En effet l'onglade appelé aussi onyxis syphilitique n'est qu'un accident tardif de la vérole.

Il se rencontre en même temps que des lésions du corps

muqueux de la peau et comme tel appartient à une pathologie toute spéciale.

Dans ces dernières années une autre variété a été signalée par le Dr Rizzoli dans les memoires de l'académie des sciences de l'institut de Bologne (1).

Il s'agit d'une maladie que Monteggia avait précédemment décrite sous le nom de carie humide des ongles, maladie que plus tard Wardrop et après lui Vanzetti de Padoue avaient appelée onyxis malin — Rizzoli lui donne le nom d'onyxis ulcéreux « livide » parce qu'il ne se présente pas avec le véritable caractère de la malignité ; malignité qui ne se rencontre que dans les cas d'onyxis cancéreux, affection qu'il faut bien distinguer de celle décrite par Rizzoli.

Cette maladie pour les prédécesseurs de Rizzoli et en particulier Vanzetti est caractérisée par une ulcération du lit de l'ongle entraînant consécutivement les altérations de l'ongle, tandis que pour le professeur de Bologne l'ongle serait le point de départ de l'affection et l'ulcération ne serait que secondaire.

Dans cette variété le tissu corné présente des lésions que Rizzoli a étudiées avec détail, ce qui n'empêche pas parait-il la guérison de s'effectuer rapidement après la chute spontanée de l'ongle.

Quoiqu'il en soit et en se plaçant à un point de vue général l'onyxis et en particulier l'onyxis latéral ayant son point de départ dans une cause qui agit lentement et graduellement revêt surtout une forme chronique (2).

(1) Mémoire dell' Academia delle Scienze dell' Instituto di Bologna, 1875-1876 et lo Sperimentale. Florence, fasc. 3.

—Sull Onichia ulcerosa livida et Sulla maligna. Rizzolli.

(2) Ancel, Thèse, Paris.

En étudiant l'étiologie de l'onyxis nous nous rendrons plus facilement compte des variétés d'onyxis qui se présentent chaque jour dans la pratique chirurgicale.

III. ÉTIOLOGIE.

De tout temps deux grandes causes ont été citées comme étant celles qui le plus souvent produisaient l'ongle incarné.

1° L'usage de chaussures trop étroites;

2° La façon défectueuse qu'ont beaucoup de personnes, de se tailler les ongles.

Ceci bien entendu ne s'appliquant qu'à l'onyxis des orteils, il a été reconnu que c'était bien là en effet le point de départ en général de cette douloureuse affection.

Nous verrons un peu plus loin qu'elles sont les autres causes que nous pouvons invoquer.

Si nous en croyons Dupuytren, c'est la chaussure qui fait tout le mal ; voici ce qu'il dit :

« Si on se rappelle la conformation de l'ongle, l'aplatissement de son corps, la direction de ses angles, sa situation dans l'épaisseur de la peau qui l'environne et le recouvre, on concevra facilement qu'une chaussure trop étroite, ou du moins mal faite, exerçant sur l'ongle une compression habituelle appliquera violemment les ongles aux parties de la peau sur lesquels ils reposent. Peu à peu les ongles toujours plus ou moins acérés ou tranchants s'enfonceront dans cette peau avec d'autant plus de facilité qu'elle sera elle-même repoussée en haut et en dehors, et tendra davantage à les recouvrir. Enfin l'irritation accrue donnera bientôt lieu à une inflammation très douloureuse. »

Le pied est en effet, écrit le Dr Ancel, l'un des points de notre corps sur lequel la mode a le plus dirigé ses tortures. Sans parler des Chinois qui estropient leurs femmes dans l'étau de chaussures inflexibles, tantôt nous emprisonnons étroitement nos cinq orteils dans une pointe aiguë, tantôt nous supprimons les inégalités de leur longueur en coupant carrément la chaussure. »

Un auteur anglais que cite Meyer, a peint d'une expression pittoresque, cet emmagasinement des orteils dans une prison trop étroite, et il prétendait que « dans beaucoup de souliers les orteils étaient placés à la diable comme une nichée de jeunes chiens dans un panier».

Ce n'est pas tout : outre que ces chaussures sont trop étroites elles affectent généralement une forme plus ou moins bizarre que leur impose la mode, cet éternel Prothée, ou même alors que la forme serait à peu près convenable, ces chaussures peuvent être mal faites.

Qu'en résulte-t-il, c'est que non seulement les orteils sont pressés les uns contre les autres, ce qui amène la saillie des bourrelets charnus qui entourent l'ongle, mais encore, comme le fait très bien remarquer M. le Dr Ducazal dans l'intéressant travail que nous avons précédemment signalé :

« Le gros orteil est repoussé en dehors, vers le côté externe ; il est facile de voir son empreinte marquée dans presque toutes les chaussures au beau milieu de la pointe. Par suite de ce mouvement il subit *plus ou moins* comme l'a fort bien indiqué Broca, une véritable semi-luxation dans sa cavité articulaire, et sa tête qui devrait être en rapport avec la surface articulaire correspondante du premier métatarsien, portée en dedans, se trouve sous la peau.

Toutefois ce n'est pas toujours à l'étroitesse où à la forme qui vise à l'élégance que l'onyxis doit être attribué. Dionis dès autrefois faisait remarquer que l'ongle incarné ne se rencontrait pas dans les couvents de religieux déchaussés où l'on porte des souliers très larges.

Malgré la parole autorisée de ce grand maître nous devons faire remarquer que les souliers *très larges* ne sont pas, eux non plus, sans avoir de graves inconvénients.

Dans les chaussures dont nous parlons, le pied n'est pas soutenu ; soumis à la pression déterminée par l'extrémité antérieure de la chaussure il est refoulé vers la base. La matrice continue à sécréter, et les nouvelles couches qui sont produites, arrêtées dans leur développement et leur mouvement naturel, sont déviées vers leurs bords latéraux.

En effet si cette condition d'une chaussure étroite était seule nécessaire, on rencontrerait l'ongle incarné beaucoup plus fréquemment chez la femme que chez l'homme. Et pourtant, malgré cette tendance innée chez la femme à mettre dans la petitesse de ses pieds une grande partie de l'élégance de toute sa personne, elle semble être pour ainsi dire réfractaire à l'ongle incarné. Gosselin en effet, sur 64 cas observés d'onyxis, n'a trouvé que 10 femmes. Ne nous y trompons point cependant : outre que l'on pourrait alléguer le caractère en général plus souple des chaussures de femme, nous ne devons pas oublier que, pour la plupart, elles mènent une vie assez sédentaire et ne sont point comme les hommes exposées aux fatigues des longues marches ou des travaux pénibles, dans la station debout. C'est en effet parmi les ouvriers et dans l'armée, c'est-à-dire chez les gens qui font grand usage de leurs pieds que nous trouvons le plus grand nombre de cas d'onyxis.

Dans cette même statistique du professeur Gosselin, que nous citions il n'y a qu'un instant, sur 64 cas observés d'onyxis, 59 appartenaient à la population des hôpitaux, 5 seulement venaient de sa clientèle particulière. Certes parmi ces 59 sujets qui tous étaient des gens peu aisés, ouvriers obligés d'avoir recours pour vivre à un travail manuel, il est difficile de croire que ce soit l'étroitesse des chaussures qui ait été cause de l'onyxis.

Ne devons nous pas, en présence de ces cas, bien plutôt accuser le manque de soins hygiéniques et de mesures de propreté et surtout; comme l'a parfaitement fait remarquer M. Gaujot, du Val-de-Grâce, l'influence de la transpiration des pieds dont sont affectés certains sujets?

Ce professeur en effet a remarqué depuis longtemps déjà que tous les malades qui entrent dans son service pour y être traités de l'ongle incarné transpirent abondamment des pieds, Or, cette transpiration naturelle à certains organismes est entretenue continuellement par la marche et les chaussures fortes et surtout défectueuses. Et dans l'armée spécialement, dit M. le professeur Gaujot, ces conditions de chaussures défectueuses se présentent souvent. Les soldats en effet, en arrivant au régiment, sont obligés de choisir des chaussures toutes faites et sur un très petit nombre de modèles. Il arrive par suite que beaucoup d'entre eux doivent se contenter de ce qui va le moins mal. A l'appui de ce dire, cette statistique de 14 militaires qui se sont présentés à l'hôpital de Besançon, atteints d'ongles incarnés, 8, c'est-à-dire plus de moitié, étaient cavaliers. Les bottes avaient donc joué un rôle, et l'on peut voir que la marche seule ne serait pas une cause suffisante.

Nous n'avons pas tout dit sur les chaussures, et il nous reste un point important à signaler ; peut-être est-ce l'origine la plus fréquente et la plus réelle de l'ongle incarné. Et c'est encore à l'étroitesse que nous allons nous en prendre, mais étroitesse d'un autre genre, cette fois.

Dans une statistique recueillie par M. le professeur Gosselin, nous trouvons les chiffres suivants, nous indiquant sur 64 cas observés d'ongle incarné la fréquence relativement à l'âge des individus atteints.

Or, sur ces 64 malades, 47 avaient de 14 ans 1/2 à 21 ans, 11 avaient de 21 à 25 ans, 5 de 26 à 30 ans et 1 seulement avait dépassé la trentaine. Quel enseignement pouvons-nous tirer de ces chiffres ? C'est que ce sont surtout les adolescents qui sont affectés d'onyxis ; c'est une période de leur vie où les gens qui travaillent manuellement font une grande dépense de force et se fatiguent beaucoup ; cela est vrai, mais si nous examinons les chaussures que portent ces individus à cet âge de 14 ans 1/2 où la croissance est encore loin d'être terminée, nous trouverons que chez beaucoup l'onyxis (dont le début insensible ou mieux non perçu remonte déjà à plusieurs années) doit être attribué au port prolongé de chaussures, que les ressources pécuniaires ne permettent pas de remplacer selon les exigences d'une croissance rapide. Cette opinion, qu'a émise le premier, croyons-nous, M. le professeur Gosselin, nous paraît parfaitement juste. Ainsi donc, au point de vue de la chaussure, l'étroitesse et la mauvaise conformation d'une part, d'autre part le manque de soins de propreté et la transpiration des pieds, seraient les causes de l'onyxis.

Si nous quittons le chapitre de la chaussure et que nous abordions l'étude de la manière dont beaucoup de gens se coupent les ongles des doigts de pieds, ou de la façon dont ces ongles sont conformés, nous trouverons encore là de précieuses données étiologiques. Boyer est celui de tous les auteurs qui a le plus insisté sur la façon de tailler les ongles.

« La manière de se couper les ongles en rond, dit-il, contribue beaucoup à la production de cette maladie. Si on les coupe droit, en travers ou carrément, le bord forme de côté et d'autre, avec la partie libre des bords latéraux, un angle droit qui s'avance sur la peau et la couvre sans la blesser. Si, au contraire, on coupe l'ongle en l'arrondissant, comme le font beaucoup de personnes, la pression que la pulpe de l'orteil éprouve dans la station et surtout dans la progression, fait remonter la peau en manière de bourrelet, au-dessus des extrémités de la ligne courbe que présente le bord libre de l'ongle, et lorsque celui-ci vient à croître, il agit sur la peau qui lui résiste, l'irrite, l'enflamme et l'ulcère. »

D'autre part Nélaton, dans sa pathologie chirurgicale (1), invoque aussi cette cause comme une des plus fréquentes, et voici ce qu'il dit :

« Si on a laissé, de chaque côté, une petite portion d'ongle, qui ayant échappé à l'instrument tranchant forme une pointe, elle pénètre dans les tissus, les déchire et finit par amener une ulcération. »

Et de cette ulcération indiquée par Nélaton à l'onyxis proprement dit, il n'y a qu'un pas.

D'autres auteurs ont avancé que, dans nombre de cas, c'était surtout l'incurvation exagérée du cylindre de l'ongle que l'on devait accuser de déterminer l'onyxis.

(1) Nélaton, Path. chir. T. V., p. 983.

Telle est, entre autres, l'opinion formelle de Sommé, de Jardon (1).

« Presque toujours, écrit-il; on trouve le point de départ de l'onyxis dans l'incurvation exagérée des bords de l'ongle. Dans ce cas, l'ongle irriterait le derme par son implantation vicieuse seule et sa mauvaise direction. »

Et sa mauvaise direction, ajoute-il; et en effet il est à remarquer que cette exagération de convexité est souvent accidentelle, qu'elle est consécutive à une inflammation de la matrice, qui après élimination du produit corné existant, donne naissance à un nouvel ongle mal conformé.

Pourtant Faye (2) ne veut pas admettre cette cause; pour lui l'ongle est un agent absolument passif et il cherche à démontrer que les accidents ne sont dus qu'au boursoufflement, en quelque sorte actif, des parties molles situées près du bord de l'ongle.

Ceci nous amène à parler de l'influence que peuvent avoir les maladies de la matrice ou des parties avoisinant l'ongle sur la production de l'onyxis.

« Ce n'est pas l'ongle qui est malade, dit Sacreste, c'est la peau avoisinante qui a été excoriée et dont l'excoriation est entretenue par le bord unguéal jouant le rôle de corps étranger irritant. »

Et Brachet (de Lyon) allègue les contusions qui agissent, soit sur l'ongle lui-même, soit sur les chairs : les panaris, les petits abcès, situés sous l'ongle, etc.

Faye, de son côté, signale aussi l'action considérable due à la présence de corps étrangers, de quelque nature qu'ils soient, dans les parties molles qui avoisinent les bords latéraux des ongles.

(1) Jardon. Thèse Paris.
(2) Faye. Thèse Paris, 1822.

C'est encore à une lésion primitive de la matrice qu'est dû l'onyxis spécial des confiseurs que nous étudierons plus particulièrement dans un paragraphe spécial.

Enfin, nous ne devons pas négliger de mentionner l'influence, d'une part, des diathèses ou pour mieux dire des constitutions, d'autre part, de certaines lésions, soit de l'appareil circulatoire, soit du système nerveux.

Nous ne ferons que citer la syphilis comme cause diathésique; nous avons déjà dit que nous laissions de côté l'étude de l'onyxis syphilitique, étude d'un caractère tout spécial.

Dans la tuberculose, l'incurvation des ongles a été de tout temps remarquée et ce n'est pas pour rien que l'on a inventé la dénomination d'*ongles hyppocratiques.*[1]

A ce sujet, nous ne saurions mieux faire que de citer les conclusions de M. Vernois, à la suite de 276 observations recueillies dans les hôpitaux de Paris en 1834, 35 et 36:

« 1° Parmi les maladies où l'on rencontre les ongles recourbés, la phthisie tuberculeuse, les scrofules et les affections chroniques, influent très positivement sur cette altération des ongles. Cette influence n'est cependant ni absolue, ni nécessaire, puisqu'on y voit un assez grand nombre d'exceptions, mais parmi les maladies qui déterminent cette modification, les tubercules agissent une fois sur 1,25 des cas, tandis que parmi les maladies où les ongles restent normaux et où des tubercules peuvent aussi se rencontrer, ceux-ci ne sont observés qu'une fois sur 4,7 des cas.

2° Les femmes présentent ces affections morbides plus souvent que les hommes, environ trois fois plus communément.

3° C'est entre 10 et 30 ans que ce symptôme se remarque le plus souvent, de 30 à 70, ce fait devient très rare.

4° Il n'y a pas de profession qui semble avoir une influence déterminée sur cette disposition.

5° La constitution qui coïncide le plus souvent (et presque dans les 5/6 des cas) avec les ongles recourbés, donne les caractères suivants : peau blanche fine et anémique, cheveux blonds, yeux bleus ou bruns, cils très longs, sclérotique bleuâtre, muscles faibles. Enfin, l'état de la circulation sous le rapport de la fréquence du pouls a donné, dans la majorité des cas (une fois sur 1,18), de 60 à 120 pulsations par minute ; c'est ce qui arrive ordinairement dans les affections chroniques et ce qui cadre parfaitement avec la nature des autres résultats. »

Dans un même ordre d'idées, Delpech, le premier (Clinique chirurgicale de Montpellier), a reconnu et exprimé nettement que l'onyxis spontané pouvait devoir son origine à une affection scrofuleuse de la matrice des ongles.

Dans l'Iconographie pathologique de Lugol on trouve l'observation d'un individu atteint de scrofule cutanée avec des manifestations unguéales. La matrice unguéale était profondément affectée, les ongles étaient tous déviés du côté du pouce.

Chez les enfants lymphatiques, l'observation a démontré que l'on voyait fréquemment survenir spontanément une variété d'onyxis qui, d'après son siège, peut être distingué en onyxis *sous-unguéal* et *rétro-unguéal*, et que cette maladie occupait souvent tour à tour plusieurs orteils ou plusieurs doigts.

Nous terminerons ce court exposé de l'étiologie de l'ongle incarné en citant les lignes intéressantes que l'on trouve dans le livre de Mitchell, Morchouse et Keen sur les altérations des ongles consécutives aux blessures des nerfs :

« Quand le membre, après la blessure d'un nerf, est réduit à un véritable état cachectique par défaut de nutrition, les poils des doigts affectés tombent et les ongles éprouvent une sorte d'altération remarquable. Il n'y a absolument que les ongles des doigts dont les nerfs ont été blessés qui sont malades.

Cette altération des ongles consiste en une courbure suivant leur grand axe et une incurvation des parties latérales.

Quand les ongles des orteils ont été attaqués, ce qui arrive rarement, la courbure est moins marquée, mais une ulcération douloureuse peut se développer autour et les faire se briser souvent en dépit de tous les soins. Le meilleur remède est alors l'excision des bords externes de l'ongle, de la matrice ou de l'ongle entier.

Daniel Schively est atteint d'une balle qui brise la clavicule et vient sortir à la partie postérieure du bras droit. Les ongles sont fortement recourbés après dix jours.

Kihain Grim reçoit une balle qui lui traverse le tiers inférieur de la cuisse. Six mois après ulcération sur les bords des ongles. »

Enfin, autre observation fort curieuse : M. Pigeaux a été frappé de l'influence qu'exerce la gêne de la circulation, de la respiration et en général tout vice de l'hématose sur le recourbement des ongles ou du moins sur la production médiate de ce phénomène par l'intermédiaire du gonflement fusiforme de l'extrémité des doigts, gonflement qui accompagne toujours l'incurvation unguéale et a sur la production de ce phénomène une influence immédiate.

En effet, M. Pigeaux a remarqué que dans 17 cas de recourbement sans tubercules les maladies suivantes existaient : 9 cas d'affections du cœur, 4 d'emphysème pulmonaire, 2 de catarrhe pulmonaire chronique, 2 cas (lésion ignorée).

Comme on le voit, l'étiologie de l'ongle incarné est multiple et c'est un des côtés de la question qui donne à l'étude de cette affection un aussi grand intérêt.

Nous ne voulons pas laisser échapper l'occasion, à propos des variétés d'ongle incarné, de signaler une affection très peu connue : l'onyxis des confiseurs qui siège exclusivement aux doigts de la main.

Cette affection, qui du reste tend beaucoup à disparaître actuellement, s'observe chez les ouvriers employés à recouvrir les fruits de l'enveloppe de sirop de sucre qui sert à les glacer. Or, l'une des opérations les plus importantes de ces ouvriers consiste à prendre et à remuer le glucose chaud en enfonçant les mains dedans, les doigts écartés et à le soulever à peu près de la façon dont les geindres remuent la pâte. Il y a là : 1° une action mécanique qui en refoulant la matrice de l'ongle contribue à le déchausser; 2° une action topique produite par le liquide chaud qui tend à ramollir cette même matrice et les bords qui entourent l'ongle ; 3° peut-être, enfin, y a-t-il une action chimique due à certains acides contenus dans les glucoses employés.

Les lésions que présentent les individus atteints de cette affection sont différentes selon la gravité du cas. Dans un *premier degré*, il y a simplement inflammation, rougeur, gonflement de la matrice et un peu de déchaussement commençant. L'ongle présente alors à sa surface des stries longitudinales persistant un certain temps après guérison. A un *deuxième degré*, le bord de la matrice en rapport avec la surface libre de l'ongle se met à suppurer et détermine sur cette ongle la formation de stries transversales, persistant plus d'un an après guérison ; à un *troisième degré*, enfin, la suppuration a envahi et la matrice et les bords ; l'ongle tombe et ne repousse que difficilement et d'une façon vicieuse.

Actuellement cette affection est rare et dans les fabriques l'on est porté à admettre que c'est : 1° à la meilleure confection des glucoses dont on se sert maintenant ; 2° à l'emploi de moyens mécaniques remplaçant le travail manuel, qu'est due cette presque disparition de l'onyxis des confiseurs.

En effet, dans 14 fabriques de confiseries que nous avons visitées à Clermont-Ferrand. au mois de septembre 1881, nous n'avons pu réunir que cinq ou six cas environ de cette affection, encore presque tous dataient-ils d'il y a quelques années déjà.

Néanmoins, nous avons tenu à signaler cette curieuse variété d'onyxis professionnel.

DEUXIÈME PARTIE

SYMPTÔMES. — DIAGNOSTIC. — PRONOSTIC.

« Par suite du refoulement du gros orteil en dehors et de la pression que supporte son bord interne, l'ongle est dévié de sa position normale ; c'est-à-dire qu'il devient oblique à l'axe de l'orteil au lieu de lui être parallèle, de plus il peut être aplati à sa partie antérieure par suite de la pression à laquelle il est soumis entre l'empeigne et la semelle et affaissé à sa partie interne, par suite son bord externe tend à se relever, à sortir de la rainure cutanée qui le loge habituellement et à couper ce bord. Du côté interne, au contraire, il se recroqueville, se roule pour ainsi dire sur lui-même et pénètre alors plus ou moins dans les chairs. (Ducazal, in loc. citat.) »

Dès lors qu'arrive-t-il ?

Irritation de la peau, douleur pendant la marche, puis tension de la peau, gonflement, apparition de pus séreux, quelquefois, mais rarement abcès, ulcération à bords durs; voilà en quelques mots rapides la symptomatologie générale de l'ongle incarné commun, c'est-à-dire de moyenne intensité.

Mais il arrive que tout ne se borne pas à cela ; alors une réaction générale peut se produire et pour peu qu'il y ait eu dans la journée une fatigue un peu insolite, l'on voit apparaître la fièvre, avec l'insomnie, l'anorexie, quelquefois même le cas devient plus grave encore, il survient de l'engioleucite et des adénites, de l'érysipèle; ou bien encore la blessure exhale une odeur d'une fétidité repoussante, les fongosités deviennent énormes et peuvent déterminer la nécrose ou la carie de la phalange unguéale.

Plus tard enfin, et comme lésion consécutive, Sédillot et Legouest (1) ont signalé la possibilité d'ulcères perforants et de luxations incomplètes par suite de la déviation du gros orteil rejetant en bas et en dehors le côté externe et relevant le côté interne.

En général, le diagnostic de l'onyxis est simple et pourtant l'histoire rapporte de curieux cas dans lesquels la sagacité du chirurgien s'est trouvé mise en défaut.

On trouve dans Royer Collard la relation d'une curieuse méprise de ce genre.

« Le marquis de C... souffrait depuis plus de huit ans de son gros orteil gauche ; il avait déjà consulté plusieurs médecins qui tous l'avaient traité pour une affection goutteuse.

Depuis ce temps, C... avait épuisé tous les spécifiques connus contre cette maladie ; les douleurs cependant persistant et ne pouvant marcher, il consulta M. Dupuytren, qui reconnut aussitôt que l'ongle entrant dans les chairs, était le seule cause de tous ces accidents et que son avulsion les ferait cesser. L'opération délivra en effet le malade de la goutte et de tous les remèdes qu'elle lui avait valus depuis longtemps. »

Dupuytren a donné dans ses leçons un excellent signe qui permettra presque toujours de reconnaître l'ongle incarné même lorsque l'altération aura envahi une grande partie du lit de l'ongle. En effet, c'est toujours sur un des

(1) Sédillot et Legouest. Trait. méd. opérat., t. II, p. 28, 4e édit.

replis latéraux et de plus par sa partie antérieure que commence l'altération qui constitue l'ongle incarné. Dans les onyxis syphilitiques ou scrofuleux au contraire, l'altération commence toujours au niveau du derme sous-unguéal ou retro-inguéal.

L'onyxis syphilitique apparaît sans l'intervention d'une cause extérieure quelconque ; la scrofule unguéale au contraire se manifeste à la suite d'un traumatisme de la région, règle qui n'est pas toujours infaillible, car Delpech, dans sa clinique chirurgicale, rapporte le fait d'un villageois des environs de Montpellier, âgé de 24 ans, et ayant dans son enfance éprouvé des phénomènes scrofuleux; l'ongle du gros orteil du pied gauche était entouré d'une ulcération qui gagnant la face profonde l'avait renversé sur la face dorsale du pied en le laissant adhérent par sa racine. Les apparences étaient exactement celles de l'onglade syphilitique, quoique le malade n'eut jamais encouru le danger d'une infection vénérienne. Du reste, la guérison fut obtenue par un traité général, tonique et localement par des bains et le nitrate d'argent.

Dans l'onyxis sous-unguéal la lésion s'annonce par de la chaleur et une douleur assez vive à l'extrémité du doigt; le pus ne tarde pas à se former au-dessous de l'ongle et sa présence est annoncée par une tache jaune sous-unguéale, puis le pus accumulé décolle l'ongle et se fait jour à la circonférence.

Le lit de l'ongle mis à nu est rouge, sensible, granuleux et se recouvre bientôt d'une très mince couche cornée.

Dans la variété rétro-unguéal il se forme vers la racine de l'ongle un bourrelet d'un rouge livide qui s'ulcère, se boursouffle et devient fongueux. Enfin, l'ongle se décolle en partie.

En somme, comme nous le disions tout à l'heure, ce n'est pas dans le diagnostic que nous rencontrerons de grandes difficultés, et pour ce qui est du *pronostic*, tous les auteurs qui se sont occupés plus ou moins spécialement de cette question s'accordent à dire que relativement à la santé générale, cette affection est le plus souvent sans gravité, mais qu'elle est plus ou moins sérieuse pour l'état local selon la partie envahie et suivant l'étendue de l'ongle qui entre dans les chairs.

Pourtant il ne faut pas oublier que si l'on néglige des soins hygiéniques, le plus souvent élémentaires, cette maladie par sa longue durée peut déterminer un certain trouble dans l'accord de nos fonctions, mais encore faut-il que le caractère de l'affection revête dans ce cas un certain degré de gravité.

TROISIÈME PARTIE

TRAITEMENT.

Dans la description des différents et nombreux traitements qui ont été mis en usage pour combattre l'onyxis nous ferons quatre classes et nous étudierons successivement :

1° Le traitement prophylactique;

2° Le traitement chirurgical;

3° Le traitement médico-chirurgical,

4° Le traitement médical.

Ce qui nous oblige à cette subdivision qui pourrait paraître inutile, c'est que, sauf quelques rares types de traiment, le plus grand nombre des moyens employés ne sont que des modifications souvent insignifiantes de moyens ou d'appareils déjà proposés, ou encore l'association d'agents médicaux comme adjuvants de l'action chirurgicale, et dès lors une grande confusion et en même temps grande difficulté à se reconnaître au milieu de tous ces procédés.

Aussi, croyons-nous qu'en établissant ces quatre classes nous pourrons faciliter l'étude des ces traitements.

Traitement prophylactique. — Le sens que nous donnerons ici au mot de traitement prophylactique sera beaucoup plus vaste que l'on n'a l'habitude de le faire. Sous ce nom de traitement prophylactique, en effet, nous désignerons tous ceux qui s'appliquent aux cas légers, ne comprenant pas dans leur *modus faciendi*, d'opérations sanglantes, soit par le bistouri, soit par les agents médicaux, en un mot, ce sera l'étude de ce que l'on pourrait appeler les petits moyens.

Il ne s'agit pas en effet ici de prévenir la lésion, mais d'essayer de l'empêcher de devenir sérieuse lorsqu'elle aura été prise à son début.

Dionis conseillait, lorsque l'ongle commençait à exercer une pression légèrement douloureuse sur les bords de l'orteil, de racler longitudinalement cet ongle chaque mois en sa partie moyenne sur une étendue d'environ 2 millimètres de large jusqu'à ce que cette partie obéit à la pression du doigt.

Paul d'Egine et plus tard Dalechamps (chirurgie française) (1) soulèvent le bord de l'ongle qui blesse et le coupent; procédé non seulement absolument insuffisant mais encore nuisible, en ce sens que cette section ne fait que donner une force nouvelle de croissance à cette partie de l'ongle.

C'est précisément sur ce principe : que la croissance de l'ongle est d'autant plus active que les sections sont plus fréquentes, que s'est basé un médecin militaire, M. Guillemot, pour conseiller de couper très souvent le bord opposé à celui qui est incarné, en ne touchant jamais à ce dernier. Il s'est dit-il, délivré lui-même d'une infirmité qui avait résisté à tous les petits moyens proposés jusqu'alors.

Le professeur Richter de Dresde (2) conseille de couper aussi loin que possible le bord libre de l'ongle, de sorte

(1) Edition de Rouen, p. 538.

(2) Annales médicales de la Flandre occident., 1874.

qu'il soit concave en avant et forme deux cornes, puis de ratisser l'ongle longitudinalement dans sa partie moyenne comme le faisait Dionis.

Un procédé analogue est celui d'un médecin de la marine, procédé employé avec succès sur deux soldats à l'hôpital de la marine de Rochefort.

Voici la description qu'il en donne :

« L'ongle étant suffisamment long, tant qu'à son bord libre, on pratique au milieu de ce bord une incision en V avec perte de substance dont le sommet se termine à l'endroit où ce bord est fixé à l'épiderme, puis depuis la racine jusqu'à la section en V on enlève avec le scalpel de petites lamelles de substance cornée dans la largeur de 4 lignes.

« A l'extrémité libre de chaque fragment produit par l'incision en V, on pratique un trou avec une aiguille, on réunit les deux trous par un fil ciré en ménageant une petite anse dans laquelle on engage un petit cylindre de bois que l'on fait agir à la manière du garrot.

«Il se produit un rapprochement des deux moitiés de l'ongle et la partie incarnée de l'ongle sort rapidement des chairs.»

Moreau, (de Tours), plus expéditif, promène la queue d'une cuillère d'argent chauffée à 70° sur le dos de l'ongle pendant qu'on soulève un peu le bord incarné avec une plaque de corne.

Long (d'Edimbourg) a aussi proposé de ratisser et d'amincir l'ongle, puis de le toucher avec de l'azotate d'argent ou un caustique quelconque pour le forcer à se racornir et à se dégager.

Le procédé que proposa Lenoir il y a déjà un assez grand nombre d'années consiste à mettre à la partie supérieure du gros orteil et à l'intérieur deux petites attelles un peu larges et à serrer avec une bande roulée ces deux pièces comme pour les rapprocher l'une de l'autre en aplatissant le doigt. Labarraque qui, dans sa thèse (1837), donne la description de ce procédé, fait fort spirituellement remarquer que ce procédé est très rationnel et que l'indication à remplir avait bien été saisie par son auteur, mais que malheureusement il a un défaut, c'est de ne pas être supportable.

Et de fait nous sommes bien de son avis, par expérience personnelle.

Gaillard a décrit dans le bulletin de thérapeutique (1) une méthode ayant pour but non plus d'aplatir le cylindre digital, mais au contraire de l'exagérer en quelque sorte en ramenant en bas les chairs faisant bourrelet sur les côtés de l'ongle.

« Sur le milieu d'une bande de diachylon large de 2 centimètres et de longueur variable et du côté non agglutinatif, on fixe une petite pièce de caoutchouc de même largeur et de 4 centimètres de longueur. Le caoutchouc fixé, on coupe la bande de diachylon à son milieu, de cette manière en tirant sur les extrémités de cette bande le caoutchouc se laisse distendre et fait ressort. Si on le place sous l'orteil en enveloppant ce dernier avec la bande, les chairs seront tirées en bas. »

Desault se servait d'une plaque de fer blanc longue d'un pouce et demi et large de 3 à 4 lignes ; il recourbait la plaque sous l'orteil après s'en être servi comme d'un levier et la fixait au moyen d'une petite bande ; ce pansement était renouvelé tous les 2 ou 3 jours, mais était très douloureux.

En 1837, Labarraque publia la description d'un procédé qui fut préconisé par Velpeau dans ses éléments de méde-

(1) Bull. de thér., T. LXXII, p. 89.

cine opératoire et qui est une heureuse modification du précédent (1).

L'appareil de Labarraque consiste en une petite plaque de fer blanc de 7 à 8 millimètres de largeur et 22 de longueur recourbée à une de ses extrémités de manière à y former une petite gouttière large de 1 mill. et de même profondeur on engage le bord de l'ongle incarné dans la petite gouttière et on fixe l'appareil au moyen d'un bandelette de diachylon retenue par un fil ciré à une double échancrure pratiquée sur la plaque de fer blanc. M. Labarraque applique au bout de quelques jours une tente de charpie sur le bourrelet charnu afin d'en obtenir la réduction, en même temps qu'avec son levier armé de la gouttière, il relève l'ongle incarné et tend à redresser et à rendre plus planes les partics qui lui sont sous-jacentes. Si l'ongle était incarné des deux côtés, on appliquerait de chaque côté un de ces leviers en superposant leur extrémité libre que l'on fixerait l'une à l'autre par un fil ciré.

La guérison est complète en une vingtaine de jours.

Dans la *Gazette des Hôpitaux* du 2 février 1878, M. le Dr Brochin a rendu compte d'une méthode de traitement imaginée par M. Bouchaud. Voici ce passage assez curieux dans l'histoire des *Méthodes curatives de l'ongle incarné sans opération.*

« L'objectif de la méthode de M. Bouchaud est de faire disparaître à l'aide de l'écartement et de la compression, l'ulcération et l'engorgement des parties de manière à rendre les bords de l'ongle entièrement libres; puis permettre à ceux-ci de reprendre leur forme normale. Pour atteindre ce but, il suffit de faire usage d'un demi-cylindre dont les

(1) Labarraque. Thèse Paris, 1837.

deux bords taillés obliquement s'appuient sur la partie interne des bourrelets. A cet effet M. Bouchaud s'est servi de liège. La moitié d'un bouchon ordinaire convient très bien. Lorsque le demi cylindre est en place on le fixe solidement à l'aide de bandelettes de diachylon. Pour que la peau ne soit pas lésée il faut arrondir avec soin les ongles, surtout en arrière où la chaussure tend à rejoindre l'appareil, on est même parfois obligé de protéger la peau au niveau de la matrice de l'ongle avec quelques plaques de diachylon.

Ce demi-cylindre d'une exécution facile est parfois difficilement maintenu en place, il forme une saillie considérable au-dessus de l'orteil, et dans ce cas, le pied ne pourrait plus entrer dans une chaussure qui ne serait pas très large. Aussi M. Bouchaud a-t-il dans ce cas remplacé le liège par du zinc. Ce demi-cylindre doit dépasser les limites de l'ongle et à la face interne de chacun de ses bords on colle un prisme en liège destiné à reposer sur le bourrelet et convenablement taillé à cet effet. Deux trous latéraux permettent de le fixer dans le sens transversal avec de petits liens pour l'empêcher d'être repoussé en arrière; un trou antérieur donne attache à un lien double qui passe sous l'orteil et va contourner la première phalange, après avoir fait, un premier nœud. Ces liens sont enduits de cire afin qu'ils aient peu de tendance à se déplacer.

Pour empêcher l'appareil de pencher d'un côté ou de l'autre et de se déplacer, on a le soin de faire le demi-cylindre de zinc assez grand pour qu'il embrasse la moitié postérieure et supérieure de la phalange, tout en restant étroit en avant. Cette dernière partie porte inférieurement deux prismes en liège qui doivent agir sur les bourrelets; en arrière est collé un demi-anneau en liège que l'on taille à volonté selon la forme de l'organe à recouvrir de telle sorte que l'appareil mis en place reste parfaitement immobile. Deux liens latéraux contribuent à maintenir, cette immobilité, un troisième lien antérieur empêche l'appareil de se porter en arrière.

L'appareil une fois en place, on en doit surveiller et diriger l'action, veiller à ce que la pression ne porte que sur les bourrelets. Pour que cette pression produise son effet voulu, il faut, au début surtout, repousser les bourrelets de chaque côté en refoulant dans les sillons un peu de ouate sur laquelle les prismes reposent en grande partie.

La pression doit être modérée, mais suffisante néanmoins Le meilleur guide à ce sujet est de consulter les sensations du malade et d'éviter toute souffrance. Une compression un peu forte est bien supportée vers la fin du traitement mais au début, il n'est pas rare qu'on soit obligé de relacher un peu le bandage. Il est indispensable que l'orteil muni de son appareil ne soit pas gêné par la chaussure qui devra être large et souple.

Sous l'influence seule d'une compression douce et de l'immobilité, la plaie se cicatrise.

M. Bouchaud a appliqué cet appareil chez 23 sujets atteints d'incarnation de l'ongle, avec un succès à peu près constant.

Dans 2 cas seulement il y a eu récidive par suite de la négligence des malades qui n'ont fait qu'un traitement incomplet.

Avant de recourir, ajoute le Dr Brochin à des méthodes opératoires plus ou moins sanglantes et toujours très douloureuses, même avec l'emploi des moyens anesthésiques locaux, presque toujours insuffisants d'ailleurs, nous croyons qu'on ferait sagement d'essayer la méthode de M. Bouchaud qui lui a déjà donné de si remarquables résultats.

D'autres auteurs ont préféré interposer un corps étranger entre le bord incarné de l'ongle et le bourrelet de chair de façon à déprimer l'un tout en relevant l'autre.

C'est ce que faisaient Fabrice d'Aquapendente et Fabrice de Hilden avec un bourdonnet très serré de charpie, Bonnet (de Lyon) avec un petit morceau d'éponge préparée, Guy de Chauliac avec une lame de plomb.

Boyer réunit les deux modes et préconise d'agir ainsi qu'il suit :

« Enfoncer le plus avant possible sans causer beaucoup de douleur de la charpie rapée entre l'ongle et la chair, fixer la charpie avec une bandelette de diachylon gommé qu'on dirige de dehors en dedans afin d'enfoncer de plus en plus la charpie entre l'ongle et la chair.

« Augmenter la charpie à chaque pansement. Enfin soulever le bord de l'ongle qui était couvert par la chair, avec le bout d'une spatule et placer dessus un linge mouillé plié en deux ou une lame de plomb. Cette lame doit avoir: longueur 8 à 10 lignes, largeur 2 à 3, de plusieurs épaisseurs.

« L'ongle croît, dit-il, sur la lame et lorsqu'il est parvenu à couvrir la chair le malade est guéri. »

M. le professeur Gaujot emploie au Val-de-Grâce le procédé suivant :

Il interpose entre l'ongle et les chairs du collodion auquel il donne une consistance demi-solide en le mélangeant avec de la ouate très divisée, on obtient ainsi une substance qu'il est facile, avec le bord d'une spatule, de faire pénétrer dans toutes les anfractuosités sous l'ongle jusqu'au point précis où celui-ci se réunit avec le derme. Le collodion ainsi préparé a l'avantage de se mouler exactement sur toutes les parties avec lesquelles il se trouve en contact, de durcir très vite et de faire supporter à la partie de la lame cornée et des chairs entre lesquelles il se trouve placé, des pressions parfaitement égales en tous les points. On comble également avec du collodion le sillon latéral de manière à repousser autant que possible les parties molles en dehors et on recouvre toute la surface ulcérée.

Enfin nous citerons en dernier lieu le moyen quelque peu détourné qu'emploie M. Seutin.

Pour cet auteur la chaussure habituelle comprime de chaque côté les orteils; le gros orteil plus fort que son voisin prend le dessus et se superpose au second, celui-ci résiste et pousse les chairs en haut; de là l'incarnation du bord externe de l'ongle. Dans ces cas, M. Seutin, après avoir coupé la portion d'ongle incarné, ramène le deuxième orteil au-dessus du premier et le maintient par quelques tours de bande. Il doit ainsi en pressant de haut en bas sur les chairs exubérantes du gros orteil, les déprimer et les replacer dans leur état normal. Le malade, en faisant à l'extrémité de sa chaussure une large ouverture, peut marcher immédiatement et retourner à son travail.

Applicable aux cas légers où il n'y aura ni déviation, ni déformation de l'ongle, le procédé de M. Seutin dans les cas graves n'amène pas la guérison aussi facilement et aussi sûrement que le dit l'auteur.

Les guérisons d'ongle incarné par les moyens que nous avons indiqués dans ce chapitre ne sauraient se rapporter qu'à des cas pris dès le début, alors qu'il n'y a point ou peu de fongosités, alors que l'ongle n'occasionne que de la gêne et non la douleur pongitive si bien connue des malades ; mais dès que nous aurons affaire à des onyxis graves, avec ulcérations profondes, anciennes, avec fongosités etc., dès lors c'est à d'autres moyens plus énergiques qu'il faudra recourir. Ces moyens seront chirurgicaux, médicaux ou mixtes, c'est-à-dire tenant à la fois de la thérapeutique et du bistouri ; ce sont ceux que nous allons maintenant passer en revue.

Traitement chirurgical. — Nous procéderons ici pour ainsi dire du simple au composé, énumérant d'abord les procédés les plus simples pour nous arrêter à la fin sur quelques opérations plus sérieuses telles que celles qui ont été mises en pratique depuis quelques années.

Fabrice d'Aquapendente isolait l'ongle de la chair, coupait une portion de l'ongle jusqu'au point où elle adhérait aux chairs et l'arrachait sans user de violence ; il recommençait les jours suivants jusqu'à extraction complète de la partie incarnée.

Dionis agissait de même, mais en une seule séance.

Malgaigne incisait avec le bistouri, en allant de la matrice vers le bord libre, toute la partie incarnée et l'arrachait.

Guilmot part de ce fait (qu'il admet) que c'est toujours le bord externe de l'ongle qui est incarné; et de cette théorie, que c'est l'empeigne qui en pressant contre l'angle interne, repousse l'ongle tout entier en dehors et enfonce dans les chairs son bord externe. Il suffit dès lors pour lui de couper entièrement l'angle interne de l'ongle suivant une diagonale tirée du milieu du bord antérieur au bord interne aussi loin que possible et de tenir très court le reste de l'ongle.

Sir Astley Cooper, dans les cas difficiles et rebelles, recommande une pratique qu'il a mise en usage pendant trente-cinq ans. C'est de couper le bord de l'ongle avec des ciseaux, de l'extrémité jusqu'à la racine et d'appliquer ensuite des cataplasmes. Par cette méthode il a souvent eu des guérisons en quelques jours et dans les cas les plus graves en deux ou trois semaines.

Sir Astley Cooper pour le redressement et le retrécissement de l'ongle, faisait dans les cas peu graves une entaille dans la partie centrale ; en amincissait l'extrémité par le grattage et le plongeait fréquemment dans l'eau tiède. Mais il ajoute que ce traitement échoue souvent et ne donne qu'un soulagement temporaire.

Dans d'autres cas les chirurgiens sont allés plus loin et ont arraché l'ongle entièrement. Boyer l'a fait, mais il n'aimait pas beancoup ce moyen, quoique Dupuytren le préconisât; il trouvait que l'arrachement était très douloureux et qu'il n'amenait pas toujours la guérison, parce que, disait-il, il faut enlever la matrice sous peine de voir repousser un ongle défectueux. Aussi pour empêcher cet accident, avait-il la précaution d'exercer une compression permanente sur la matrice de l'ongle pendant un certain temps après l'avulsion.

Dupuytren employait une méthode qui encore aujourd'hui est fort en honneur. Il fendait l'ongle d'avant en arrière avec des ciseaux droits, puis procédait à l'avulsion de l'ongle en saisissant avec une forte pince à dissection l'une après l'autre chaque moitié d'ongle par l'angle résultant de sa division en deux.

Larrey faisait la même opération, mais à l'envers pour ainsi dire. Il incisait avec le bistouri un peu en arrière de la racine de l'ongle, passait sur la partie moyenne pour ressortir au bord libre, puis pratiquait l'extraction avec des pinces.

Dans le procédé de Long, on se sert d'une spatule d'acier, on sépare doucement avec le bout de l'instrument la peau qui recouvre la racine de l'ongle. Parvenu vers son bord postérieur, on exécute un rapide mouvement de bascule de manière que la spatule vienne former un angle très aigu avec l'orteil malade et que son extrémité se trouve engagée sous l'ongle; puis faisant avancer de vive force la spatule sous la longueur de l'ongle, on en produit tout à la fois le décollement et l'avulsion.

Labat porte une lame de fer rouge, grosse de 2 lignes sur la matrice de l'ongle, à 4 lignes en arrière du point où celui-ci sort de dessous la peau et donne à la brûlure une direction en arc de cercle coïncidant avec celui que forme l'ongle. Cataplasmes laudanisés. Au bout de quelques jours chute des eschares; l'ongle se racornit et tombe pour ne plus recroître.

D'autres opérateurs se sont attaqués principalement au bourrelet qui vient recouvrir la partie incarnée de l'ongle, suivant en cela du reste Ambroise Paré, qui recommandait de faire l'ablation entière de ce bourrelet.

Et c'est maintenant que nous allons rencontrer les plus belles opérations qui aient été tentées pour délivrer l'homme de ce petit accident devenu une pénible infirmité.

Dans le procédé de Lisfranc, on enfonce à plat de dedans en dehors la pointe d'un bistouri droit immédiatement entre l'ongle et les chairs qui le recouvrent de manière à comprendre tout ce qui dépasse son niveau; on achève le lambeau du côté de l'extrémité de l'orteil; puis en le soulevant et en retournant le bistouri, on le détache à sa base.

Gerdy, avec un bistouri tenu à pleine main comme pour tailler une plume et dirigé obliquement de manière que le tranchant regarde la partie médiane de la pulpe de l'orteil, fait une incision qui enlève d'un seul trait le bourrelet et toute la partie latérale de la pulpe.

Si l'onyxis est double, il enlève de la même manière l'autre moitié et ne laisse qu'un petit lambeau en forme de coin.

D'après M. Gerdy l'opérateur ne doit pas hésiter à intéresser le périoste de la phalange car cela ne fait que rendre plus solide la cicatrice ; le tissu cicatriciel des parties molles et celui des parties amincies faisant corps l'un avec l'autre,

Brachet, de Lyon, pratique l'opération en deux temps :

1er *temps*. Le bistouri étant tenu comme une plume à écrire et le tronc de la lame tourné vers le métatarse, plonger verticalement en dehors du tour de l'ongle et faire un lambeau libre postérieurement, retenu antérieurement par sa base.

2e *temps*. On saisit le lambeau avec des pinces et enlevant d'un seul trait toutes les chairs qui dépassent le bord de l'ongle, on convertit la maladie en une plaie simple qui donne une cicatrice solide.

Voillemier décrit aussi deux temps :

1er *temps* : *Avulsion de l'ongle.* — Division de l'ongle en deux longitudinalement au moyen des ciseaux, puis arrachement de chacune des deux moitiés avec une pince à pansement.

2e *temps*: *Destruction de la matrice et de toutes les parties environnantes de l'ongle.* — Un bistouri droit est enfoncé dans les parties latérales de la dernière phalange du gros orteil aussi près que possible de l'os à la rencontre du sillon latéral et transverse; toute l'épaisseur des téguments est traversée par transfixion et le tranchant du bistouri porté alors vers l'extrémité libre du doigt achève de diviser les parties molles. Ces deux lambeaux ainsi taillés sont réunis par une incision semi-circulaire profonde, à huit millimètres de l'origine apparente de l'ongle. Cela fait on détache le lambeau dorsal en relevant un des deux lambeaux latéraux.

En outre M. Voillemier enlève la pulpe de l'extrémité de la phalange pour éviter que le reste des parties molles ne vienne faire saillie sur la face de l'orteil et gêner la marche de la guérison.

Anesthésie locale ou générale.

Vers le douzième ou quinzième jour la cicatrice est presque complète sur les parties latérales; la face dorsale de la phalange est plus longue à se cicatriser.

La guérison est parfaite au vingt-cinquième jour.

L'orteil est déformé, rond et circulaire, il reste insensible à la pression exercée par la chaussure ; parfois la surface se recouvre de petites lamelles cornées qui n'acquièrent jamais un développement considérable (V. observations).

The Boston med. and surg. Journal (1) fait connaître un procédé assez rapide du Dr Moses Gum. Il fait à l'aide de l'instrument tranchant et d'un seul coup l'ablation de toutes les parties malades en même temps que d'une large portion des tissus sains, de l'épaisseur de la peau sur le côté de l'orteil. D'après lui il est inutile d'intéresser l'ongle. Après l'opération il reste une plaie de près d'un pouce de long sur un demi-pouce de large.

(1) 2 janvier 1873, p. 5, 8 et 122, inflesched toenail — a new operation for radical relief.

Procédé de M. Th. Anger (2). L'orteil solidement fixé de la main gauche, le bistouri est plongé perpendiculairement immédiatement en dehors du bourrelet fongueux à quelques millimètres en arrière du niveau de la matrice. Cette transfixion peut se faire soit de la face supérieure à la face inférieure, soit inversement la lame tournée en avant, on taille un lambeau externe formé par toute la partie latérale saine de la pulpe. On fait tenir ce lambeau écarté, puis le bistouri, est de nouveau porté au fond de l'incision et d'un seul coup on enlève les portions charnues du bord unguéal incarné et la portion de la matrice correspondante. On applique aussitôt le lambeau externe contre la nouvelle surface saignante et on le maintient en contact au moyen d'une petite bandelette; un pansement ouaté complète ce procédé rapide, comme opération et comme suite, et aussi radical que possible.

M. Damée dans sa thèse (27 décembre 1881), a décrit fort longuement les avantages de ce procédé et rend compte des nombreux cas de guérison obtenus.

Le professeur Gosselin après avoir anesthésié son malade pratique l'avulsion de l'ongle par la méthode de Dupuytren, c'est-à-dire que la main gauche tenant l'orteil, l'on introduit avec la main droite, l'une des branches d'une paire de ciseaux solides à plat entre l'ongle et le derme unguéal que l'on fait cheminer d'avant en arrière en la poussant avec force jusqu'au niveau de la matrice unguéale, l'on tourne le tranchant en haut et l'on divise l'ongle en deux au niveau de la partie moyenne.

On arrache par soulèvement ou torsion chaque moitié successivement de l'ongle avec une forte pince à dissection.

(2) Dupont. Thèse Paris, 1873.

Alors avec un bistouri l'on fait en arrière à la jonction de la partie transversale avec la partie latérale de la matrice de l'ongle une section de quatre à cinq millimètres, comprenant toute l'épaisseur du cul-de-sac dermique. On fait partir de l'extrémité postérieure de cette section une incision qui d'arrière en avant viendra se terminer à la partie antérieure de ce bourrelet. On conduit le bistouri assez profondément pour arriver jusqu'au niveau du derme sous-unguéal en lui faisant décrire une courbe concentrique à celle que décrit le bourrelet lui-même. On saisit par son bord supérieur la partie de peau circonscrite par l'incision et on poursuit la direction jusqu'au niveau du derme sous-unguéal de manière à comprendre dans la perte de substance environ quatre millimètres de ce derme et une longueur analogue de la matrice. L'on applique un pansement protecteur renouvelé quotidiennement et le malade peut commencer à marcher avec précaution vers le dizième jour.

Un des meilleurs procédés actuellement employé est celui qu'a décrit le professeur Guyon. Ici le bourrelet de parties molles sur lequel siège l'ulcération est non pas enlevé mais déplacé et étalé. Pour cela M. Guyon fait à chaque extrémité de ce bourrelet deux incisions transversales qui sont ensuite réunies par une incision longitudinale. Le bourrelet devient ainsi un lambeau quadrilataire libre par le côté qui correspond à l'incision longitudinale, adhérent par le côté opposé, ayant une face supérieure qui correspond au sillon ulcéré, une face profonde saignante. Le lambeau une fois taillé, on enlève sur l'orteil un copeau de parties molles et on obtient ainsi une autre surface saignante sur laquelle on applique la face profonde du bourrelet. Celui-ci est fixé à son côté externe par trois sutures métalliques. Il est ainsi tendu et étalé de façon que le sillon inférieur soit effacé entièrement. Le bord de l'ongle n'y exerce plus dès lors aucune pression et l'ulcération se guérit d'elle-même.

Traitement mixte: médico-chirurgical. — Albucasis et Paul d'Egine sont les premiers qui aient pensé à associer l'action des médicaments et principalement des caustiques à l'action chirurgicale. Ils incisaientles fongosités et achevaient de les détruire à l'aide de médicaments corrosifs.

Dans la suite ce principe a été suivi par de nombreux chirurgiens, nous ne citerons que les plus importants.

Jobert de Lamballe pratique l'excision du bourrelet qui recouvre l'ongle, puis cautérise la plaie avec le nitrate d'argent. Voici du reste son procédé décrit par un de ses élèves :

M. Jobert avec un bistouri à lame étroite fait une ponction de la face dorsale à la face plantaire et entre l'ongle et le bourrelet qui le recouvre; lorsque l'instrument est arrivé à la face plantaire, il le retire vers l'extrémité libre de l'orteil en coupant toute la partie saillante du bourrelet charnu. De cette façon il taille un lambeau triangulaire dont la base est en arrière et qui comprend toute la partie qui recouvrait l'ongle. Ensuite d'un seul trait il coupe par la base ce lambeau et le sépare du reste de l'orteil: pansement à l'amadou.

Jours suivants, cautérisation au nitrate d'argent.

Guérison complète du neuvième au douzième jour. »

M. Meret emploie une autre méthode, mais il se sert aussi du nitrate d'argent pour cautériser la matrice de l'ongle.

Après des bains de pied de longue durée et pendant

plusieurs jours, il pratique l'opération de la manière suivante :

Il assujettit l'orteil dans la main gauche ; de la main droite il saisit une spatule à grosse extrémité et la maintient fermement contre la paume de la main avec les trois derniers doigts et le pouce, tandis que l'indicateur reste étendu sur la petite extrémité qui est restée libre et dont la surface convexe est tournée en dessus. Alors il pousse celle-ci vivement sous l'ongle, depuis son bord libre jusqu'un peu au delà de sa racine, en rasant le bord malade qu'il relève et force à se détacher de cette manière des parties auxquelles il adhère. Puis, renversant l'ongle du côté opposé il l'arrache en le saisisant entre la spatule et le pouce ou bien entre les mors de fortes pinces à disséquer.

S'il reste quelques portions de l'ongle malade, ce qui ordinairement n'arrive pas, il est facile de les enlever ensuite avec ce dernier instrument.

C'est à ce moment qu'il applique l'azotate d'argent.

M. Blagnière amincit le 1/3 de l'ongle du còté malade, le fend jusqu'à la racine sans entamer le corps papillaire, arrache le 1/3 divisé et sur la plaie saignante applique de la charpie imbibée de teinture alcoolique de myrrhe et d'aloës. Vers le huitième jour, l'ongle recommençant à croître, M. Blagnière, glisse au-dessous de lui quelques brins de charpie dont il augmente tous les jours le nombre pour l'obliger à prendre une nouvelle direction.

Rizzoli (1), procède à l'avulsion de l'ongle à l'aide d'une pince spéciale qu'il a fait construire à cet effet et qui, dit-il, rend l'opération très simple, même lorsqu'il y a adhérence de l'ongle. Cela fait, il applique sur la surface saignante,

(1) Memorie dell'Academia delle Scienze dell' Instituto di Bologna 1875-1876.

soit du nitrate de plomb, soit du bromure de potassium qui lui a, paraît-il, donné de très bons résultats. En même temps il traite l'état général.

M. Sommé excise le bord incarné puis fait usage de l'alun.

Enfin, M. Seimé, procédant à l'inverse des méthodes que nous venons de voir, applique dans la gouttière formée par le bord de l'ongle et les chairs une petite mèche composée de brins de charpie un peu plus longs que l'ongle et imprégnée de potasse caustique liquide; appareil levé deux heures après et remplacé par un cataplasme émollient. Le lendemain eschare. La partie frappée de mort est excisée avec des ciseaux sans aucune douleur ; pansement simple.

Ce que nous venons de dire n'est en quelque sorte qu'une transition qui relient entre eux le traitement chirurgical et le traitement médical.

Traitement médical. — L'on n'a pas jusqu'ici employé un très grand nombre de substances médicamenteuses pour obtenir la guérison de l'onyxis et les plus prônées peuvent se réduire à quatre : le *nitrate d'argent, la potasse caustique, le nitrate de plomb et le perchlorure de fer.* Ce dernier agent, fort employé dans ces derniers temps par M. Terrillon a donné entre les mains de ce chirurgien de fort beaux résultats.

Au sujet du traitement par le nitrate d'argent, voici ce que M. Monod publiait en 1880, dans l'Union médicale.

« Après avoir bien mouillé les parties malades, on promène lentement et profondément le crayon de nitrate d'argent dans le sillon malade, de manière à bien cautériser les parties ulcérées et les fongosités. On touche aussi largement avec le crayon le repli cutané au delà de la limite du gonflement. Il ne reste plus qu'à appliquer des bandelettes étroites de sparadrap diachylon disposées de manière à recouvrir la moitié supérieure de l'orteil dans toute l'étendue de l'ongle. La douleur produite par la cautérisation ne tarde pas à se calmer et le plus souvent le malade est agréablement surpris le lendemain en constatant qu'il peut exercer une pression sur l'orteil et s'appuyer sur lui en marchant sans éprouver les souffrances aiguës que déterminaient la pression et la marche avant cette petite opération. On continue les cautérisations à plusieurs jours d'intervalle jusqu'à ce que l'eschare soit sèche et solide, résultat généralement obtenu après la troisième cautérisation; on maintient le pansement jusqu'à la chute de l'eschare et si le sillon ne paraît pas complètement cicatrisé, il ne faut pas hésiter à le toucher avec le crayon. »

Ce traitement a le grand avantage de ne pas exiger le repos.

Il est bon de conserver le pansement de sparadrap jusqu'à ce que l'ongle ait atteint une certaine longueur qui permette de le couper carrément, c'est-à-dire en conservant des angles latéraux droits.

Les partisans de la potasse caustique sont assez nombreux et plusieurs ont donné des descriptions de leur manière de l'employer.

Levrat, Perroton, Brachet, Pointier, Scoutetten, appliquent la potasse caustique sur les fongosités seules.

Troy n'en met que sur la matrice et non sur les fongosités.

Vanderback, Krener appliquent la potasse caustique sur toute la partie de l'ongle qui tient à la peau. Au bout de trois ou quatre jours, chute des eschares et de l'ongle qui ne recroît plus. Krener cite à l'appui de ce procédé huit cas de guérison chez des militaires à l'hôpital de Cadix (1827).

M. Norton, de l'hôpital Sainte-Marie de Londres, emploie une solution de liqueur de potasse préparée dans la proportion d'environ 8 gr. pour 32 gr. d'eau ; un bourdonnet de coton, imprégnée de cette solution est introduit entre la surface supérieure de l'ongle et les tissus mous qui d'ordinaire présentent l'aspect d'une masse fongueuse de granulations.

La solution pénètre la substance de l'ongle, la ramollit et transforme en une sorte de pulpe les cellules superficielles. Le coton est maintenu dans un état d'humidité continuelle à l'aide de lotions fréquentes et chaque matin on asperge la portion du tissu de l'ongle qui se trouve ramollie. Au bout d'un petit nombre de jours, l'ongle devient mince et flexible et l'on peut alors aisément et sans douleur, en retrancher la quantité que l'on juge à propos ; ou bien on peut attendre quelques jours de plus, jusqu'à ce qu'il disparaisse entièrement sous l'action de la solution. M. Norton regarde comme tout à fait essentiel que les lotions soient continuées jusqu'à ce que toute ulcération ait disparu, sans quoi l'épiderme reprend trop tôt de la consistance et devient ainsi de nouveau une cause d'irritation qui provoque le retour de la maladie ou plutôt empêche la guérison. (*The Lancet.*)

Moerloose (1) fut le premier qui se servit du nitrate de plomb et principalement dans les cas d'onyxis venus sous l'influence de la diathèse scrofuleuse; le professeur Vanzetti l'emploie aussi et ne s'occupe pas de l'ongle lui-même, mais de l'ulcération seule.

Tout récemment, le Dr Perruzzi a rapporté trois cas que lui avaient communiqués les Dr Verardini et Casati et

(1) Annales et Bulletin de la Soc. de méd. de Gand, 1865.

qui avaient été traités avec succès par le nitrate de plomb.

D'autre part, l'on trouve les lignes suivantes dans *The Lancet* (1) :

« Eu égard à la gravité de l'onyxis malin et à la grande difficulté de traiter cette affection par les lotions et les onguents ordinaires, M. Fairlie Clarke, incline à penser que le remède sur lequel M. Mac Cormac apporte son attention (nitrate de plomb) est très valable. »

Enfin, au lieu de ramollir l'ongle on a essayé, au contraire de durcir les chairs.

M. le professeur Simonin (de Nancy) a employé pour cela le carbonate de plomb. Il avait lieu de s'applaudir de ses essais lorsque M. Wahu proposa l'emploi du perchlorure de fer, dont la supériorité fut reconnue par M. Simonin.

M. Terrillon fait usage du perchlorure de fer. Nous devons à l'obligeance du Dr P. Segond, la description de son procédé.

Introduction d'une mèche de charpie imprégnée de perchlorure de fer pur au-dessous de l'ongle. Cette mèche est maintenue avec une bandelette de diachylon enroulée autour de l'orteil. Repos au lit. Renouvellement du pansement tous les deux jours jusqu'à cicatrisation. En renouvelant le pansement, on trouve presque toujours sous la croûte due à la première application de perchlorure un peu de pus.

Parfois très douloureux la première fois, le contact du perchlorure laisse d'autres malades assez indifférents. Sur les 6 malades dont nous citons l'observation plus loin, la cicatrisation a été extrêmement rapide même pour de vieilles incarnations; mais très malheureusement pour cette méthode ; aucun de ces 6 malades n'a été revu et l'on n'a pu savoir s'il y avait eu récidive.

(1) The Lancet, 23 mai 1873, VI, p. 726.

QUATRIÈME PARTIE

Observations relatives au traitement de Gerdy. (*Résumé.*)

Obs. I. — 26 juillet 1855. Service de M. Gerdy. — B... (Numa), sculpteur, 16 ans.

Depuis deux mois, suintement purulent d'un orteil. Les ongles de ses orteils ont une forme régulièrement demi-cylindrique et sont taillés à vive arête. Les bords perpendiculaires au sol s'enfoncent profondément dans les chairs qui se relèvent autour d'eux.

Le malade travaille toujours debout.

Etat à l'entrée : Bord externe du gros orteil fortement relevé sur l'ongle qu'il déborde, rouge et douloureux au toucher, suintement de la rigole unguéale; au fond de la gouttière, solution de continuité dans toute l'étendue. Rebord interne relevé, mais non ulcéré.

27 juillet. Amputation de tout le bord externe de la phalangette jusqu'au et y compris le bord externe de la matrice unguéale. Peu de douleurs. L'hémorrhagie est très forte.

23 août. *Exeat.*

Obs. II. — 8 novembre 1855. X..., cuisinier, 18 ans, sevice de Gerdy. Presque toujours debout, pas de chaussure gênante. Douleur depuis un an environ au gros orteil gauche, ongle incarné au dehors. Opéré huit mois avant par l'avulsion partielle de l'ongle et la cautérisation. Pas de trace de cicatrisation.

Même opération au gros orteil et à l'annulaire du pied droit, tous deux incarnés en dehors.

A l'entrée, symptômes d'onyxis suppurant.

Opération le 9. Hémorrhagie très abondante.

Exeat le 12 décembre; le 20, la cicatrisation est encore incomplète.

Obs. III. — 25 octobre 1855. S..., 16 ans, chaudronnier, courses fréquentes, travaille souvent debout. Ses ongles ont la forme d'un demi-cylindre. Le gros orteil est étalé, aplati, boursoufflé de chaque côté.

Le 26. Opération. 2 sections en biseau, convergeant l'une vers l'autre, à la partie inférieure, de manière à faire disparaître presque toute la pulpe de l'orteil.

Exeat le 2 décembre. En dedans, l'ongle tend à s'incarner. Claudication légère.

Obs. IV. — 16 août 1855. V..., 21 ans, cuisinière, onyxis depuis deux mois au bord interne du gros orteil droit.

Le 19. Opération. Une petite quantité de la phalangette est enlevée.

Le 15 septembre. *Exeat.* Cicatrisation parfaite.

Observations relatives au traitement de M. Voillemier. (*Résumé.*)

Obs. I. — 20 janvier 1860. M..., cuisinier, marche très pénible, ongle mal conformé, bombé; angle externe incarné, suintement purulent, fongosites, légères hémorrhagies au moindre contact, a déjà subi plusieurs cautérisations et tentatives de redressement.

Opéré.

Guérison au bout de vingt jours.

Surface dorsale recouverte de lamelles cornées, qui n'ont ni le volume, ni la consistance des ongles.

Obs. II. — T..., 18 ans, employé, onyxis au deux orteils depuis un an. Suppuration fétide du sillon latéral externe du côté droit.

Le 13 janvier, opération.

Guérison complète. Aucune cicatrice difforme. Allait très bien deux mois et demi après.

Obs. III. — A..., 29 ans, manœuvre, pied plat; se fatigue. Opéré. Guéri vingt jours après.

Obs. IV. — Louise B..., couturière, onyxis du gros orteil du pied gauche. Souffre depuis dix ans. Elle a tout tenté, sans résultat.

Opération. Guérie dix-neuf jours après.

Revue bien portante trois mois après,

Obs. V. — Anne G..., lingère, onyxis récidivé, guérison parfaite.

Obs. VI. — V..., garçon de salle, 17 ans, onyxis du pied droit depuis deux mois, marche impossible.

Opéré le 7; peut marcher le 27.

Observation relative au traitement par l'avulsion partielle.

« Le 13 février 1878, L..., tonnelier, âgé de 18 ans, se présente à ma consultation. Il est affecté d'un onyxis à la partie interdigitale du gros orteil droit. Des bourrelets fongueux recouvrent l'ongle dans une certaine étendue, la marche est douloureuse et parfois impossible.

« Je songe alors à la méthode de M. Bouchaud. J'applique l'appareil décrit par M. Bouchaud le 13 février, et le 12 mars, j'ai tout lieu de croire à un succès. Les bourrelets sont affaissés, et l'ongle complètement dégagé n'est plus douloureux à la marche.

« Mais, le 5 juin, le malade me revient dans le même état qu'avant tout traitement; j'applique alors des cataplasmes sur la partie malade, et le 8 juin, je fais l'avulsion de la partie incarnée par le procédé de M. le professeur Gosselin, en insistant surtout sur le troisième temps de l'opération qui consiste à enlever la partie latérale de la matrice de l'ongle qui donne naissance à la partie incarnée.

Les suites de l'opération furent fort simples, deux jours après la cicatrisation était complète et les bourrelets, que j'avais eu soin d'exciser et de cautériser, étaient complètement affaissés.

« Le 1er septembre, l'ongle reparaissait avec une direction normale.

« Aujourd'hui, 1er mars 1879, l'ongle est entier et sans aucune tenance à l'incarnation de la partie cornée.

« Dr Pastriot (de Montech). »

(*Gazette des hôpitaux*, 10 mai 1879.)

Observations relatives au traitement par le nitrate de plomb.

Obs. I. — Dans le *Hippocratico* du 30 août 1872, le Dr Perruzzi adresse au professeur Vanzetti une lettre dans laquelle il lui fait part d'un succès qu'il vient d'obtenir par le nitrate de plomb.

Le cas était si grave que l'amputation des parties lésées semblait être la dernière ressource.

Le malade du Dr Perruzzi était une jeune fille de 17 ans, de tempérament lymphatique. L'invasion remontait à quatorze mois ; l'ulcère avait fait de rapides et continuels progrès qui avaient amené des hémorrhagies ; hémorrhagies qui devenaient de plus en plus fréquentes et abondantes. Douleur très intense. Sommeil impossible. Toutes les modifications employées jusqu'à ce moment avaient échoué. Le 14 mai il fut fait une application de nitrate de plomb, application qui causa une vive douleur qui, du reste, disparut et un eschare se produisit qui tomba le 6e jour; le 29, seconde application de nitrate. — Guérison.

Dans *the Lancet* du 23 mai 1874 (1) nous trouvons la relation de trois cas, qui se sont présentés à l'hôpital de Charing-Cross, et qui ont été traités par le nitrate de plomb à l'instigation de M. Mac Cormac.

Obs. II. — Premier malade : Voyageur, 41 ans, onyxis malin du petit doigt droit. Invasion dix à onze semaines. L'orteil était gonflé, l'ongle entièrement incarné, et la surface ulcérée avait l'étendue d'une pièce de 5 penny. La douleur était très vive, non seulement au siége de l'affection, mais aussi dans la cheville, et comme le patient était, par ses occupations, obligé de rester constamment sur ses pieds, c'était un grave inconvénient pour lui. Entré le 12 décembre 1873.

Le nitrate de plomb fut appliqué sur l'ulcère soir et matin. Repos à la chambre pendant une semaine.

Le 19, l'orteil est beaucoup plus à l'aise qu'il ne l'avait été depuis longtemps.

Il y a maintenant une croûte dure et sèche sur l'endroit qui auparavant était dénudé et ulcéré. Deux semaines encore de repos à l'hôpital. Rencontré plusieurs mois après, alors qu'il se rendait à ses occupations; il déclara que le nitrate de plomb avait effectué une cure merveilleuse.

Obs. III. — (Deuxième malade). Petit garçon pâle et malingre, de 3 ans et demi. Onyxis malin du pouce droit. Invasion 1 mois, époque à laquelle il s'était pris le pouce dans la portière d'un fiacre. L'orteil a un aspect caractéristique.

Régime tonique. Application de nitrate de plomb soir et matin. L'application fut d'abord très douloureuse et l'enfant se débattit violemment puis elle devint moins pénible.

L'enfant fut atteint de rougeole et perdu de vue. Le nitrate fut cependant bienfaisant dans ce cas et il eut sans doute effectué la guérison, sans cette malechance.

Obs. IV. — (Troisième malade). Femme, 37 ans, entre le 3 février 1874. Invasion deux mois. Gros orteil droit, large ulcération, l'ongle est tombé et la première phalange est nécrosée.

Traitement : Quinquina et application de nitrate deux fois par jour. Grande douleur à l'application qui, cependant, produit un amendement immédiat. Au bout de quelques jours, chute de la phalangette, En six semaines, guérison de l'affection.

(1) P. 726. Traduct. person.

Observations relatives au traitement par le perchlorure de fer

Obs. I. — Une jeune fille 17 ans. Pus à la racine et latéralement Pommade au carbonate de plomb. Guérison. Récidive après un voyage fatiguant et avoir beaucoup dansé. Perchlorure de fer. Guérison depuis plusieurs années.

Obs. II. — M. Wahu, médecin en chef de l'hôpital militaire de Nice, après avoir employé l'alun, la pâte de Vienne, la potasse caustique, sans succès, eut enfin recours au perchlorure de fer qu'il insinua à l'état pulvérulent aussi profondément que possible entre l'ongle et le bourrelet. Sensation de douleur astrictive supportable et chaleur assez vive. Un quart d'heure après il appuyait le pied contre le sol, ce qu'il n'avait pu faire depuis plusieurs mois.

(*Gaz. des hôp.*, 18 juillet 1861.)

Obs. III. – Même fait se produisit Chez le Dr Caillet. (Dr Simonin.)

(*Gaz. des Hôp.*, 10 février 1863.)

Les 6 observations suivantes sont inédites. Nous les devons à l'amabilité du Dr P. Segond.

Obs. I. — Vangausber Louis agé de 34 ans, ébéniste, entré à l'hopital Saint-Antoine le 25 août 1876 (salle saint Ferdinand lit, nº 15, service de M. Terrillon).

Le malade est d'une bonne santé habituelle et de constitution robuste. Il travaille toujours debout.

Il y a un mois environ en se coupant l'ongle du gros orteil gauche il a entamé assez largement la portion de matière cornée qui recouvre le derme sous-unguéal au niveau du sillon latéral interne. Trois jours après une douleur assez vive se manifestait en ce point et le malade y constatait une petite écorchure. Différentes pommades ont été employées mais la douleur devenant de plus en plus vive et la place se creusant tous les jours d'avantage, le malade se décide à venir à l'hopital.

Nous constatons une ulcération bourgeonnante rouge et suppurante, occupant toute la profondeur et toute l'étendue du sillon correspondant au bord interne de l'ongle du gros orteil gauche. L'ongle est décollé et la petite plaie se prolonge au-dessous de lui dans une étendue de deux à trois millimètres. Tout autour de la lésion et dans une étendue de deux centimètres environ les téguments sont rouges tuméfiés et douloureux.

25 août. Premier pansement au perchlorure de fer.

Une mèche de charpie imprégnée de perchlorure de fer pur est introduite au fond de l'ulcération sous l'ongle et maintenue en place avec une bande de diachylon. Le pansement est très douloureux.

Repos au lit.

Le 27. Deuxième pansement au perchlorure de fer. Quelques gouttes de pus viennent sourdre sous la croûte produite par le premier pansement. Cette croûte arrachée laisse à nu une plaie plus profonde qu'il y a deux jours, mais de meilleur aspect. Le pansement est moins douloureux.

Le 29. Troisième pansement au perchlorure. Le malade le supporte sans aucune douleur. La plaie a diminué de moitié.

3 septembre. Quatrième pansement. L'ulcération est presque entièrement cicatrisée

Le 5. Cicatrisation complète.

Le malade quitte l'hôpital le 7 septembre absolument guéri.

Obs. II. — Bouillon Madeleine âgée de 46 ans. Porteuse de bain entrée à l'hôpital le 29 août 1876 (salle sainte Madeleine, lit n° 11, service de M. Terrillon).

Incarnation du bord interne de l'ongle du gros orteil gauche. Le mal remonte à cinq mois.

A cette époque la malade s'est écorchée en sortant du bain l'angle antéro-interne de l'ongle du gros orteil. Dès le lendemain elle souffrait en marchant et le bord déchiqueté de l'ongle s'enfonçait dans les chairs. Depuis, malgré l'usage réitéré de recettes diverses le mal n'a fait qu'empirer.

Actuellement tout le sillon unguéal est rempli par des fongosités pâles très saillantes, saignant facilement, l'ongle est décollé dans l'étendue d'un centimètre. Les souffrances sont minimes.

31 août. Premier pansement au perchlorure de fer. Le lendemain, la malade marche malgré la défense qui lui en avait été faite. Le soir même les bords de l'ulcération rougissent, un gonflement assez notable envahit tout l'orteil et, pendant trois jours, on est obligé de maintenir de larges cataplasmes sur la région.

4 septembre. La tuméfaction et la rougeur ont disparu. L'ulcération du sillon unguéal a repris ses caractères antérieurs.

Le 6. Deuxième pansement au perchlorure de fer.

Le 7. La cicatrisation est complète et le 11 septembre la malade quitte l'hôpital.

Obs. III. Lefèvre Léonard, enfant de 15 ans, lymphatique, entré à l'hopital saint Antoine le 21 septembre 1876 (salle saint Ferdinand, lit n° 32, service de M. Terrillon.

Incarnation du bord externe de l'ongle du gros orteil droit. La conformation du pied est normale. Les deux tiers antérieurs du sillon unguéal externe sont le siège d'une ulcération pâle et peu bourgeonnante. L'ongle est décollé dans l'étendue de 2 à 3 millimètres. Les phénomènes douloureux sont peu accusés et l'enfant peut faire d'assez longues courses sans trop souffrir.

Le mal remonte à un an et demi. La veille du jour où il a débuté, l'angle correspondant de l'ongle avait été sectionné obliquemeut et à ras du derme unguéal.

En janvier 1876 un médecin a arraché le quart externe de l'ongle. L'ulcération s'est cicatrisée, mais aussitôt l'ongle repoussé, le mal a reparu.

22 septembre. Premier pansement au perchlorure de fer. Douleur très légère, le repos au lit est prescrit.

Le 25. Deuxième application de perchloruro. Une gouttelette de pus vient sourdre sous la croûte résultant de la première application. Le malade ne souffre pas.

Le 27. Cicatrisation complète. Exeat.

Obs. IV. Severin Petit, 22 ans. Coiffeur, blond et lymphatique. Entré à l'hôpital Saint-Antoine le 3 octobre 1876 (salle saint Ferdinand, service de M. Terrillon).

Incarnation du bord externe de l'ongle du gros orteil droit. Le malade attribue son mal à l'usage de chaussures trop courtes. Son pied est régnlièrement conformé. Tout le sillon unguéal externe est ulcéré. De gros bourgeons saignants naissent au fond de la plaie et enchassen le bord de l'ongle qui est très légèrement décollé.

Il y a un an, le sillon unguéal interne s'était ulcéré de la même manière ; un chirurgien de Bordeaux a arraché le quart interne de l'ongle et la cicatrisation de cette incarnation interne a été définitivement obtenue.

L'incarnation nouvelle qui cette fois siège, comme nous l'avons dit, au niveau du sillon externe remonte à six mois. La sécretion purulente est assez abondante.

4 octobre. Premier pansement au perchlorure de fer.

Le 6. Deuxième » » »

Le 8. Troisième » » »

Le 10. Cicatrisation complète. Exeat.

Obs. V. Enfant de 16 ans, Sellier, entré à Saint-Antoine le 7 novembre 1876 (salle Ferdinand, lit n° 18. service de M. Terrillon).

Incarnation du bord externe de l'ongle du gros orteil gauche. Le tiers antérieur du sillon unguéal est ulcéré fongueux et saignant. L'ongle est peu décollé et la secrétion purulente peu abondante.

Le mal remonte à quatre mois, Il s'est développé à la suite d'une course faite avec des souliers neufs et trop petits.

8 novembre. Premier pansement au perchlorure de fer.

Le 10. Deuxième » » » »

Le 11. Cicatrisation complète. Exeat.

Obs. VI. Martin Auguste, 20 ans mécanicien, entré à l'hôpital Saint-Antoine le 21 novembre 1876 (salle saint Ferdinand lit n° 30, service de M. Terrillon).

Incarnation du bord externe de l'ongle du gros orteil du pied gauche.

Deux pansements au perchlorure de fer à deux jours d'intervalle.

Cicatrisation complète en six jours.

CONCLUSIONS.

Nous serons bref dans cette partie de notre travail ; nous avons cherché à réunir les opinions diverses émises par les chirurgiens, tant au point de vue de l'étiologie qu'au point de vue du traitement, bien plutôt pour mettre le lecteur à même de faire un choix par lui-même que pour démontrer une opinion personnelle. Cependant, nous ne voudrions pas finir sans dire qu'elle est, à notre avis, la conduite à tenir lorsqu'on se trouve en présence d'un onyxis. Pour nous, il nous paraît impossible de vouloir s'enfermer dans un seul mode de traitement et nous pensons que le chirurgien doit se comporter de différentes manières selon le cas.

Les trois cas suivants peuvent se présenter :

A. L'onyxis est au début: gêne sans douleur vive.

B. Des fongosités apparaissent et s'ulcèrent.

C. Les ulcérations sont profondes, à odeur nauséabonde, menaçant d'attaquer les parties profondes.

A ces trois cas se rapportent pour nous trois genres de traitement.

A. Traitement prophylactique.

Soins de propreté fréquents.

Pédiluve.

Taille des ongles carrément.

Porter des chaussures s'adaptant bien à la forme du pied sans le comprimer ni sans lui laisser trop de liberté.

Pour remédier aux graves et nombreux inconvénients

causés par les chaussures actuelles, Meyer (de Zurich), a imaginé la chaussure rationelle dont nous avons déjà dit un mot en commençant; cette chaussure construite d'après des mesures prises d'une certaine façon *rationnelle* sur le pied *nu*, est depuis 1858 adoptée en Angleterre, en Amérique, au Brésil. En 1860, commença dans l'armée suisse le premier essai ; en 1873, il fut introduit réglementairement dans l'armée italienne et en 1877 dans l'armée allemande.

(*Extrait d'une lettre adressée par M. le D*[r] *Meyer à M. le D*[r] *Zuber.*)

Il serait trop long et hors de propos du reste d'entrer ici dans les détails de construction de cette chaussure que nous approuvons complètement. Nous renvoyons pour cela à l'excellente brochure de M. le Dr Ducazal.

Enfin, suivre le conseil donné par Dionis c'est-à-dire : tous les mois à peu près amincir longitudinalement la partie médiane de l'ongle, jusqu'à ce qu'il obéisse facilement à la pression du doigt.

Ce mode de traitement que nous avons vu souvent employé et dont nous avons fait usage *personnellement* a donné d'excellents résultats.

B. A la lésion de moyenne intensité nous opposerons le traitement médical et le traitement médico-chirurgical, lorsque l'ongle (par exagération de courbure par exemple), jouera un rôle actif.

Sans vouloir prôner plus spécialement un médicament qu'un autre, nous ferons cependant remarquer les bons résultats obtenus par M. Térillon avec le perchlorure de fer.

C. Enfin, pour les lésions graves, nous aurons recours au traitement chirurgical, et ce sera à l'opérateur de choisir le procédé qui conviendra le mieux pour le cas qu'il aura à traiter. Il est évident, en effet, qu'en présence de la diversité des lésions produites lorsque l'onyxis est arrivé à cette période, on ne saurait donner une règle unique.

Enfiu, nous ne voulons pas terminer sans parler des avantages spéciaux que l'on peut retirer dans la pratique courante de l'application du pansement ouaté.

« Après avoir arraché l'ongle, M. Verneuil recouvre la plaie d'une couche de ouate, puis enveloppe tout le pied d'un épais fourreau de ouate qu'il comprime fortement.

M. Verneuil pratique l'extraction de l'ongle, après avoir fait l'anesthésie locale avec l'éther ou la glace pilée.

Le malade ne souffre absolument qu'immédiatement après l'opération ; dès qu'il est bien comprimé dans le bandage la douleur tombe.

Il y a plus, le pied étant ainsi bien garanti, le malade, dès le deuxième jour, peut marcher, non pour faire une course ou un travail violent, mais pour aller un peu à ses occupations. Pendant huit jours, il n'a rien des ennuis et des douleurs du pansement renouvelé. Au bout de huit jours, le bandage est retiré doucement et la plaie est cicatrisée ; on peut refaire un bandage ouaté un peu moins volumineux qui continue à protéger la surface dénudée.» (1)

(1) Journ. de méd. et de chir. prat., t. XLV. 3e série, p. 156. 1874.

INDEX BIBLIOGRAPHIQUE.

Ancel. — Thèse de Paris, 1868, nº 85.
Arloin. — Ongles et poils (thèse d'agrégat.), 1880.
Albucasis. — Op. Lib. VI, sect. LXXXIX, fol. 431. Editio Auxonii.
Anger (Th.).
Astley Cooper (sir).

Barbaux (Maurice). — Thèse de Paris (sur les ongles incarnés), 1877, nº 243.
Box (Ch.-A.). — Thèse de Paris (onyxis ulcéreux latéral), 1878, nº 22.
Baudens. — L'Epidaure, journal des officiers de santé militaires, 1re année, juin 1835.
Bichat. — J. de chirurgie de Desault, t. IV p. 218, 1792 (ongle du gros orteil entré dans les chairs).
Boyer. — Traité des maladies chirurg. et des opérat. qui les concernent, Paris 1847.
Bouchaud. — Arch. générales de méd., oct. et nov., 1878. Méth. curative de l'ongle incarné sans opération.
Boston (the). — Méd. and Surg. journal.
Blaquière. — Journal du dict. des sciences médicales, t. XVIII, 1824, p. 208.
Bonnet. — Bulletin de thérapeutique, t. VI, 1834, p. 232.
Brachet (de Lyon). — Recueil périodique de la Société de médecine, vol. VIII, p. 317.

Charles. — Considérat. sur les ongles. Thèse de Paris, 1831, nº 262.
Cachet (Aug.). — Thèse de Paris. Onyxis, 1874, nº 320.
Chappot. — Tribune médicale, 1872. Trait. par azotate de plomb.
Cotting (E.). — theBoston médical and Surg. Journal, 2 janvier, 1873, infles ched Toe-nail a new operation fort a radical relief. nº 5, p. 38. et 122.
Cormac (Mac). — Brit. méd., journ., 1874, nº 675.
Clarke (Fairlie). — The Lancet, 23 mai 1874, I, p. 726. Observ. d'onyxis rebelles, traitées par le nitrate de plomb. Charing cross hospital.
Chirurgie. — (Bulletin de la Société de chirurgie, 1842).

Ducazal. — Revue de méd. et de chirurgie militaire, 1881, n° 3.
Dupont. — Thèse Paris, 1873, n° 298.
Donzel. — Thèse Strasbourg, 1836. Essai sur l'ongle incarné.
Dupuytren. — Cliniq. chirurg. 1833, t. III, p. 46.
Diday. — Annales de dermatologie et de syphiliographie, nitrate d'argent, 1872.
Dupont. — Thèse Paris, 1873, n° 376.
Donati. — Annali universi di méd., t. XXIII, nitrate de plomb, juillet, 1875.
Dechambre. — Dict. t. XV, 2e série, 2e partie (ongles).
Dionis. — Cours d'op. chir., 1777, 8e édition, p. 622.
Desault. — Œuvre chirurg., t. II.
Delpech. — Clinique chirurg. de Montpellier.

Ecot. — Thèse Paris, 1838, n° 52, ongle entré dans les chairs.
Egine (Paul d'). — De unguium pterygiis, L. VI, cap. 85.
Esmenard. — Thèse Paris, 1861, n° 198, ongles, anat. path. et phys.

Faye. — Considérations sur les ongles, 1822, n° 164, Archives générales de méd., t. XXI, p. 142.
Fournier. — Leçons sur la syphilis, 1873.
Follin. — Chirurgie.
Franck. — Conychologia curiosa, Iéna, 1641.
Fabrice d'Aquapendente. — De chir. opér., Padoue, 1647. Œuvres chir., traduct. franç., chap. 104, p. 825, 1566-1634.
Fabrice de Hilden.

Gérard. — Thèse Paris. Quels sont les accidents auxquels donne lieu l'entrée de l'ongle dans les chairs, 1843, n° 41.
Guyon. — Bulletin société de chirurgie, 1862 (opérat.).
Gosselin. — Cliniq. chirurg., t. I, p. 59, 1873.
Gay (G.-W.). — Traité de l'ongle incarné, the Boston médical journal, 8 mai 1880.
Grabowski. — Thèse Paris, 1838.
Guy de Chauliac.
Gerdy.
Giorn. del. R. acad. di med. di Torino, 1874, n° 8.
Gazette des Hopitaux, 1874, n° 42.
Gaujot.
Guilmot. — Journal de médecine militaire, 1814, t. I, p. 264.

Hayem. — Revue 1873-1881. T. I, 998, 419, 1004, 1005. T. II, 1004. T. III, 143, 368, 435, 853. T. IV, 348, 375. T. VI, 711. T. VII, 835, 417.

T. VIII, 432. T. IX, 266. T. X, 805. T. XI, 382. T. XII, 382, 771. T. XIII, 371, 784. T. XIV, 380, 779. T. XV, 781.

Holder (William) de Liverpool. — Thèse Paris, ongle incarné, 1856, nº 23.

Hutchinson (J.). — Med. Times and gaz, 20 avril, 1878 vol. 1, p. 423. Des ongles et des maladies auxquelles ils sont sujets.

Hunter (Ch. T.). —Philadelphia, med. Times, 1er février 1879. Du trait. de l'ongle incarné.

Herminier (L'). — Thèse Paris, onyxis chronique, 1862.

Heister.

Jardan. — Thèse Paris, 1836.

Jaccoud. — Dict.

Journal de médecine de Moscou.

Jobert de Lamballe. — Gazette des Hop., 1858, no 118.

Kremer. — Journal de médecine militaire, t. XXVIII, 1827.

Legouest (et Sédillot). — Traité méd. operat, t. II, p. 28, 4e édit.

Labarraque. — Thèse Paris, 1837, traitement de l'ongle incarné.

Lancereaux. — Traité de la syphilis (art. onyxis) 1874, 2e édit., p. 178.

Le Dentu. — Dict. de méd. et de chirugie, t. XXIV.

Lancet (the). — Onyxis malin, vol I, p. 620 (18..).

Lyon médical.

Larrey. — Archives générales de médecine, t. XXI, 1829.

Labat. — Annales de médecine physiologique, 1835.

Long (de Toulon). — Revue méd. chirurg. de Paris, t. II, p. 173.

Marianny. — Thèse Paris, ongle incarné, 1856, nº 219.

Monod (Gustave). — Union médicale, nov. 1880 (nitrate d'argent).

Mem. dell' Acad. delle Scienze dell' Inst. di Bologna, 1875-1876.

Malgaigne.

Nélaton. — Path. chirurg., t. V, p. 982, 1859.

Périsset. — Thèse Paris, ongles et poils, 1835, nº 333.

Pertuiso. — Giorn. del. R. acad. di med. di Torino, 1874, nº 8. Modification de la méthode Desault.

Pommageot. — Thèse Nancy, 1875, nº 18.

Peruzzi. — The Lancet, 2 nov. 1872, t. II, p. 640. Case of traumatic malignant onychia successfully treated by means of nitrate of lead.

Paré (Ambroise). — Op. chir., t. II, Lib. XV.

Perroton (Levrat). — Journal général, t. XXXIII, série II.

Pigeaux. — Arch. de méd., t. XXIX, p. 182.

Roullin. — Thèse Paris, 1813, n° 157.

Royer-Collard. — Répert. gén. d'anat. et de phys. path., 1826, T. II, p. 199.

Ricord. — Clinique iconographique des maladies vénériennes, ulcérat, simulant l'ongle incarné, pl. XLII, fig. 3.

Rizzoli. — Memb. dell' académia delle Scienze dell' Instituto di Bologna, 1875-1876. Lo Sperimentale, Florence, fasc. 3.

Robbe. — Ongle entré dans les chairs. Thèse Paris, 1827, n° 70.

Richster (de Dresde). — Annales méd. de la Flandre occid., 1854.

Sacreste. — Thèse Paris, onyxis ulcéreux latéral, 1873, n° 376.

Stilwell. — Obs. of the Treatment of Surg. incurving Toe-nail, 1873.

Sommé. — Arch. gén. de méd., 1823 t. I, p. 485.

Seimé. — Bulletin de thérapeutiq., 1832, p. 378.

Sédillot (et Legouest), — Traité méd. opérat., t. II, p. 28, 4e édit.

Thiersch. — Berlin, Klin, Wochens, p. 345, 9 juin 1880. Développemen d'aspergillus nigricens sur le gros orteil à la suite de l'ongle incarné. Gangrène sénile causée par ces cryptogames.

Vacquerie. — Thèse Paris, ongle incarné, 1855, n° 36.

Valette. — Lyon médical, 28 février 1875. Société de méd. de Lyon (hypertrophie des ongles des deux gros orteils).

Wardrop. — Méd. chir., traumactions, 1814, vol. V, p. 129. Diseases of the toes and fingers.

Wolkomirsky. — Journal de Méd. de Moscou, 1873, n° 37, azotate de plomb.

Wanderback. — Journal de médecine militaire, t. XXVIII, 1827.

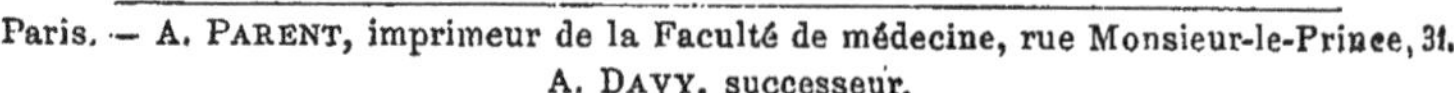

Paris. — A. PARENT, imprimeur de la Faculté de médecine, rue Monsieur-le-Prince, 31.
A. DAVY, successeur.

www.ingramcontent.com/pod-product-compliance
Ingram Content Group UK Ltd.
Pitfield, Milton Keynes, MK11 3LW, UK
UKHW021635260726
13994UKWH00003B/1191